U0885692

木瞳

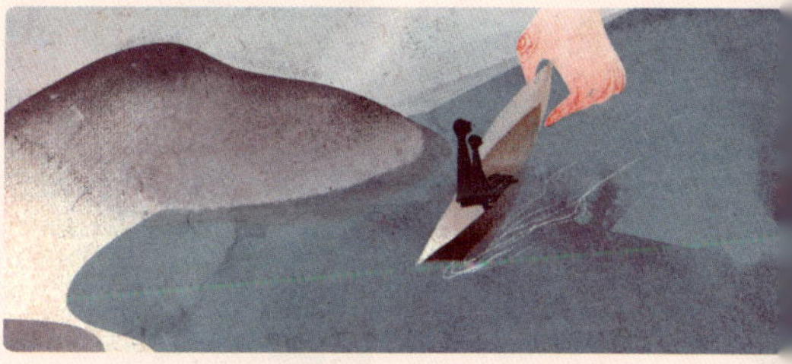

与父母 和解

疗愈关系中最初的隐痛

许皓宜 著

九州出版社
JIUZHOUPRESS

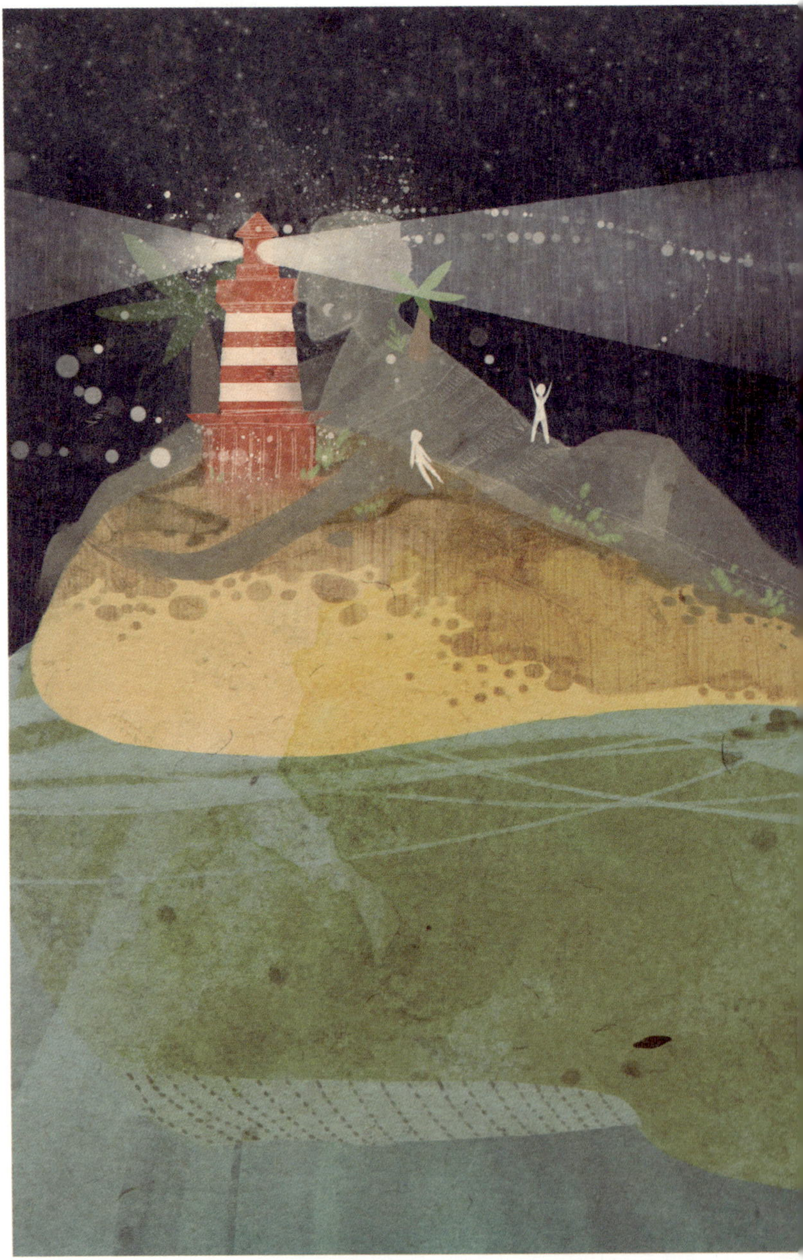

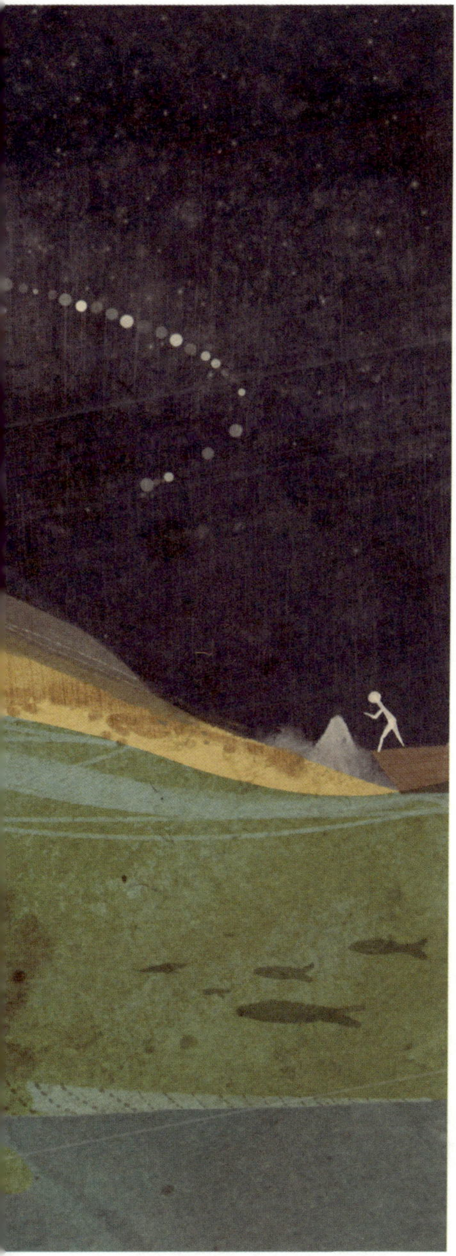

目录

Contents

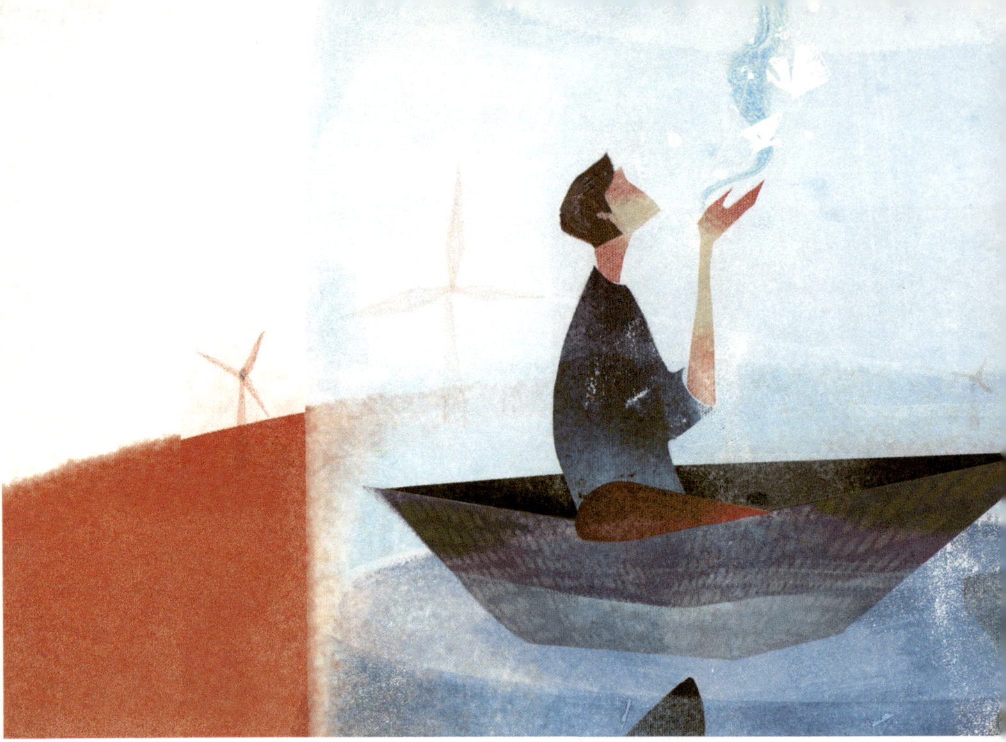

和解前的自我觉察：唤醒活在心底的16种内在小孩

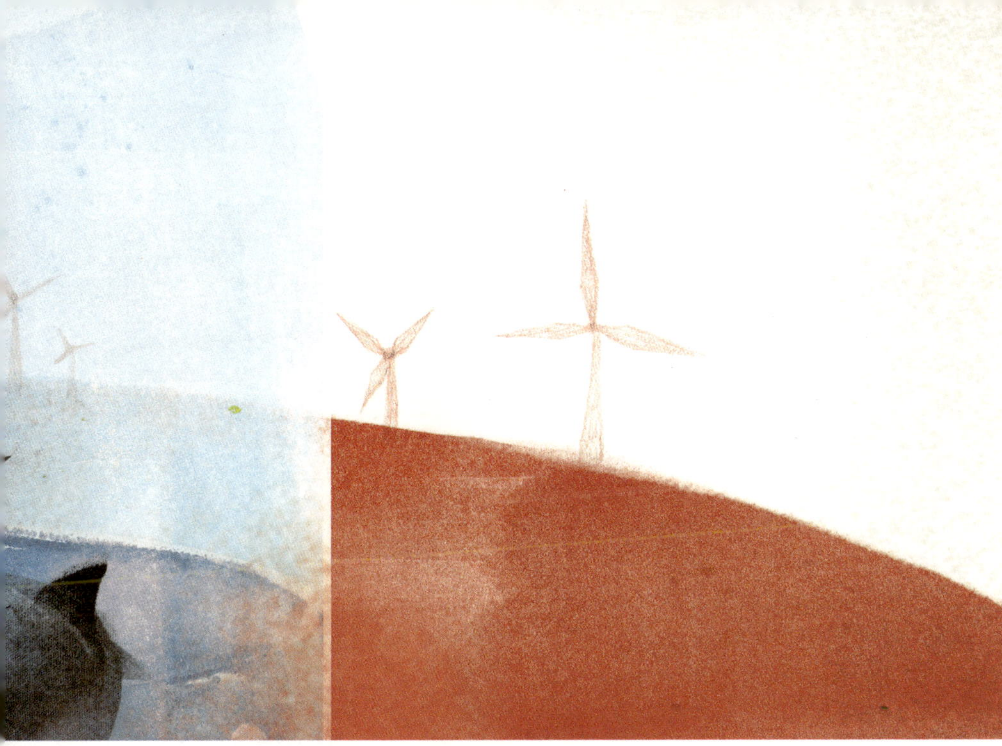

理解父母：认识 12 种父母的真实模样

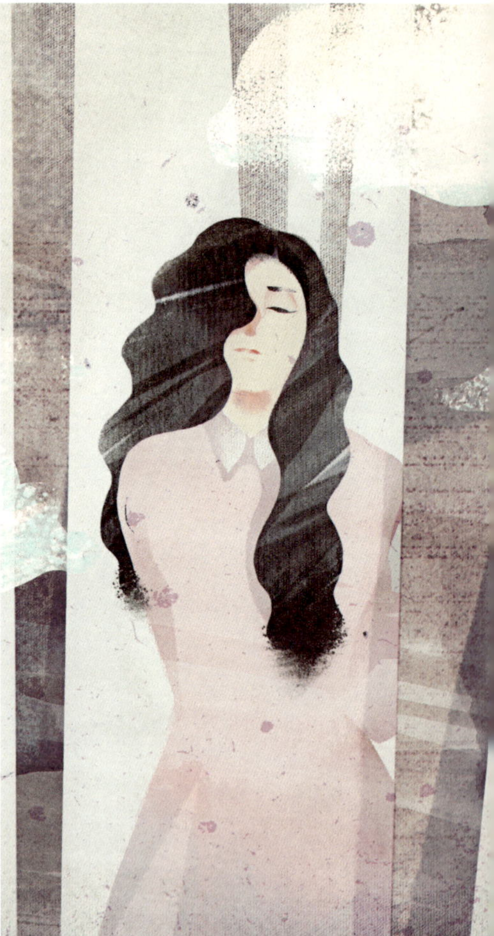

推荐序一

天下无不是的父母

情绪管理专家　吴娟瑜

我上小学三年级时，住在台北市同安街，印象最深刻的是小女孩阿婷的哭声。爸妈把房子租给阿婷一家人，阿婷约莫四岁，我依稀记得在不上学的日子里，总会听到她声嘶力竭的哭声。这时，我会爬过阿婷家的门板，从上面的空间穿过去，然后小心翼翼地攀爬到地面上。“阿婷，不要哭！大姐姐来陪你玩！”当时的我大约十岁，不懂得什么叫作“心灵上被遗弃的孩子”，也不清楚阿婷的爸妈为什么会忍心各自去上班，留下女儿独自一个人守着空空的房间。我只知道，或许我的陪伴、话语可以带给阿婷一点抚慰，让她感觉到一个人的白天并没有那么漫长……

直到我看到皓宜写的一段文字：

……许多独自守家的夜……目送她（母亲）离家的背影，并透过落地玻璃门的缝隙，竖起双耳聆听她骑车远去的声音。

突然之间，阿婷的身影非常鲜明地跳到我眼前。多年后，我和阿婷完全失联，也不清楚长大成人后的她，日子过得好不好？当年的哭声是否早已遗落在童年的记忆角落？还是她一直深陷于和爸妈不愉快的关系中，找不到答案？

相较之下，我看到皓宜为自己的情绪寻找出口，勇敢地为自己的生命版图做出奋力一搏。她定期出席国际客体关系治疗课程，与资深心理咨询师探讨原生家庭，在分析一些案例时，总不忘将自己的亲身经历和感受娓娓道来。她不像有些作家和专家，总是把个人隐藏在“笔下”“文字的背后”，让自己高人一等，或是把自己神格化。我看到了皓宜的智慧，她运用简单的比喻，让我看懂：原来我们和父母之间存在微妙的矛盾关系——我们像是渴望自行破茧而出的帝王蛾，父母却往往拿着“隐形的剪刀”剪开茧壳，结果反而使我们娇弱得无法展翅高飞。皓宜还提到离开笼子的小熊，不懂得如何用四只脚行走，仿佛被长久限制后，虚幻的笼子永远禁锢它；又例如书中“女汉子的睡前之吻”“四瓶小香豆”“锅盖里的秘密”等故事，让一般读者深入浅出地了解父母如何带给子女无形、巨大的影响。皓宜用了不少实际案例，印证许多为人子女的迷茫和失望。其实，父母并没有我们想象中那么“强大”，也不是我们认定的那样“无所不知”，他们只是平凡人，有七情六欲，会犯错，也可能做出一些让我们痛苦不堪的事。皓宜让我们理解了 12 种类型的父母，可能塑造出的 16 种人格特质，也让我们明白要治愈“父母病”，首先要与自己的父母和解。

从书中，你也会了解到有关皓宜的趣事，对她有更新的认识：原来她向往舞台表演，却有着眼神无法聚焦的困扰；原来她曾经个性刚强，那是因为身为独生女必须承担；原来她有11位表兄堂哥，让她一向正义果敢；原来她的原生家庭也不够完美，但她正在努力重建和父母的关系；原来……我们这辈子也都在努力整合自己和父母的关系，并学习自我接受。我喜欢皓宜这么真诚而自然地自我揭露，在助人的心理咨询行业里，她缩短了我们的自我摸索之路。这样的过程，对她而言，是自我疗愈的分享；对读者而言，则是“有为者亦若是”的精神助力。

推荐序二

找到宁静的美丽与平和的欢喜

亲子教育专家　杨俐容

不久前，和皓宜相约在秋天的北投[1]碰面，听她说起最想写作的课题。当时，我心里暗自沉吟："生命故事，加上咨询情境的种种相遇和撞击，一旦成书，必然扣人心弦。"没想到时隔不久，我就收到出版社寄来的书稿，一章章往下翻阅，除了赞叹皓宜流畅优美的文笔之外，更对她那掷地有声却又容易亲近的论述佩服不已。

亲子是生命中牵绊最深、纠结最复杂的关系，而且在相当长的一段时间里，这段关系的主控权几乎都握在父母手上。而孩子，则

[1] 北投：位于台北市最北方。——编者注

依照各自的造化际遇，或与父母发展出白热化的抗争；或表面顺服，内心却暗潮汹涌，最终，多半是自己内在小孩和父母双输的局面。

皓宜的文字帮助每个大人重新了解“父母是人，不是神”，从而接纳“生命可以有缺憾，不必完美”。书中提到的“信任、全能感、自主、分裂”，点出亲子关系与自我概念最核心的议题。16种内在小孩与12种父母类型，则是自我疗愈的崎岖道路上架起的扶手，为困顿中的父母提供了一抹温暖的晕黄。我特别喜欢皓宜提出的“父母病”的观点：将错误推给父母，只会落入无止境的负向循环，发现和解的疗愈力量，才能感受到宽容与爱的美好。

12月24日将夜，我的手机陆续收到朋友寄赠的圣诞音乐与温馨祝福。值此岁末年终，我特别感受到宁静的美丽与平和的欢喜，而这也是我在阅读皓宜新书《与父母和解》之后最深的感受和感动！我把它推荐给渴望与自己、与父母日渐亲近的你，并祝福你继续写下去，完成自己的“疗愈之书”。

前言

治愈我们身上的“父母病”

童年时期，父亲时常因为工作不在家，母亲难免有事要外出，记忆中，我在南部老家四层楼高的透天厝里，度过了许多独自守家的夜。犹记得，每当母亲出门前，总会叮嘱某些事情，然后我会看着她的眼睛点点头，目送她离家的背影，并透过落地玻璃门的缝隙，竖起双耳聆听她骑车远去的声音。

对分离的不安，来自亲子关系中不稳定的依附

在那个幼时的记忆里，时间对我来说并没有任何意义。即使看着时钟的长短针交错走过，仍然无从判断，时针落在何处，才是母

亲回来的时机，只能凭印象估算母亲究竟出去了多久。

但自我的主观感觉是抽象且不可靠的。比方说，母亲才出去半小时，对当时不安渺小的我而言，却好像有一种看不到时间尽头、需要无尽等待的恐慌。所以我常常在母亲出门后，朝着她离开的方向跪地双手合十，低着头呼唤我所知的各方神灵、菩萨、上帝："不管是什么神啊！求求你们，请让我妈妈一路平安，别出意外。"我常常这样边祈求边哭泣，直到听见母亲的摩托车声在巷口响起，才赶紧收起眼泪，装作没事地迎接她进门的身影。

学了心理学之后，我才明白这种对分离的不安，来自亲子关系中不稳定的依附关系，而那种一分离就仿佛死亡即将降临的恐慌，可能是传袭自家庭的阴影。

成年后，我花了很多时间认识自己，并且探索父母的故事与处境。我逐渐理解：如同我这样等待着母亲，母亲也如此等待着父亲。身为警察眷属的母亲，从小就生活在"父亲离家出勤，母亲胆战心惊"的状态中，所以当她遇上随性不羁、工作需要喝酒应酬，又常得自己开车的丈夫，童年时的心理状态在婚姻中便转换成：丈夫出门应酬，妻子胆战心惊。

生长在这样的家庭中，我自然从小就嗅出这样的氛围。虽然我不曾与父母谈论过，但那些过去的印象、每个瞬间在父母脸上闪过的表情，早已如同烙印般刻画在我心底，左右着我的情感，也影响着我成年后的性格。

所以，在别人面前，我看起来总是坚强的，更年轻时的我，性格甚至非常刚强。走过心理分析之路，我才渐渐理解自己需要用这样的方式，来预备这个世界上可能只剩我一个人的日子。母亲也因为活在潜在的死亡焦虑中，出门时总会叮嘱我，她和父亲的死亡保险单放在哪里。

因此，那个跪在地上无助地呼唤神灵的我，逐渐长成坚强面对生离死别的我。但其实，许多情绪和感受，我早已习惯一个人默默消化。

面对镜头的恐惧，来自怕被看透的不安

在发现自己总是默默承受之前，我一直游走在“冷静乖巧”及“直率冲动”之间（要知道，这两者是我童年时赖以生存的要件）。我在这种双重情感的夹攻下常常觉得难以呼吸，所以常常混在人群里，透过喧闹的谈笑声，忽略自己内在的矛盾。

童年时独自在家的夜晚，我看了不少文学作品。我常趁父母不在的时候，溜到楼与楼中间的夹层，在父亲的书房里找个阴暗的角落，在昏黄的灯光下，偷偷翻阅书柜里那些泛黄的老书，伴着远处

地下室传来的蟋蟀叫声，在偌大的房子里，静静咀嚼小说中的故事情节。

在成为心理咨询师之前，我其实是个就读中文系的大学生，爱文学、电影，喜欢独自唱歌、在舞台上演戏。我曾经以为自己会成为一个表演工作者，诠释所熟知的故事情节，或者将心理矛盾分裂的情感投射在舞台上。直到大四的戏剧课，老师发现我有“眼神聚焦”的困难——我没办法把眼神放在一个定点上好好地说话和演戏。我甚至发现自己面对镜头有困难，但后来我竟然成为需要上媒体面对镜头的人。

学了分析心理学后，我不断寻求自己面对镜头恐惧的答案。我发现，镜头之于我，就像眼睛。我感到困惑：难道是怕被看透什么吗？是的，现在我终于可以承认：我真的很怕被看透。外表看似坚强的我，内心其实充满不安。

比起害怕被不相干的人看透，我更害怕被认识的人看透。直到现在我终于明白，这种害怕是怕他们失望，而这个“他们”，正是我的父母。

“如果他们一定得出门，我又怎么忍心让他们担心家里这个其实一点也不坚强的独生女儿呢？”这是埋藏在我心底最深处的声音。

人际关系不顺利，是因为我们都得了“父母病”

诚实以对，自我坦承后的觉察，一开始并没有让我比较好过些。有很长一段时间，我活在对父母的怨怼里：我生气他们没有给我任何手足，怨恨他们不经意的缺席制造了我的孤单。于是，我引爆许多冲突：离家、叛逆、对父母大吼……直到发现，原来我染上了“父母病”——把问题统统推到父母身上，以为自己没有问题，却往往在与父母的关系中留下更多口是心非的遗憾。染上“父母病”的我们，常常对父母感到失望和生气，抱怨童年的缺失与渴望，但这样的情绪往往让我们体会不到真实的自己，也看不到真实的父母。

我从2007年开始在心理咨询领域学习，逐渐从个人咨询转向家庭治疗，在长期的家庭治疗实务工作中，听过形形色色的家庭故事。直到2013年，我再度把焦点从家庭转到个人身上。我想，这都是为了治愈自己身上的“父母病”，才展开这段与父母的和解之路。

如果可以，我们也许能相互陪伴，一起踏上这场疗愈之旅。这可能会是我们人生中最重要的一段旅程。

和解前的自我觉察：
唤醒活在心底的16种内在小孩

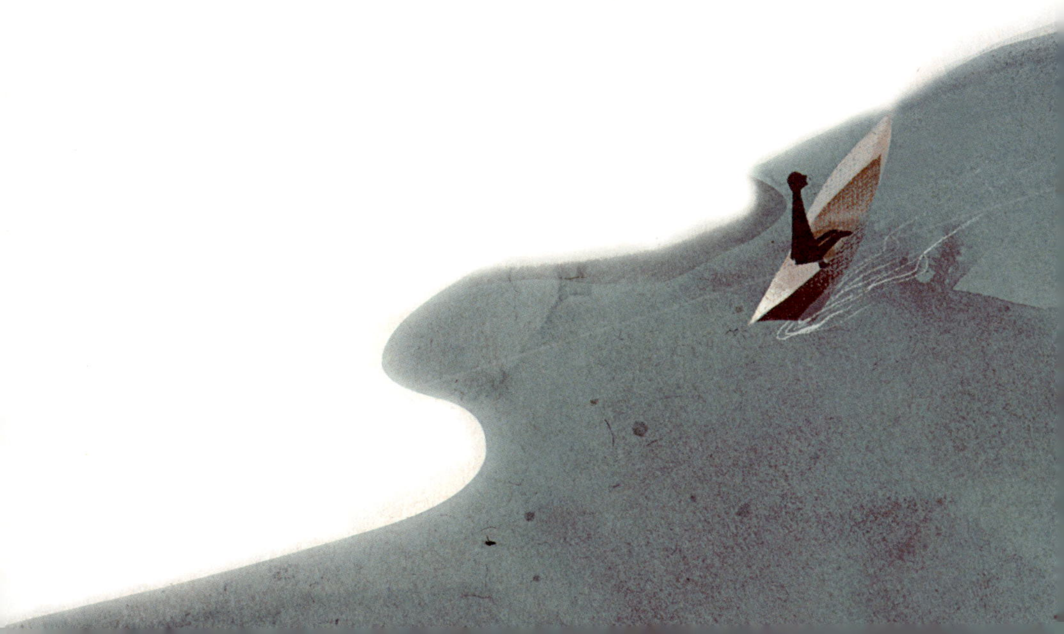

每段关系里——都有六个人。——//你、我以及——我们的父母

解除“信任危机”

现代小红帽

我们都听过小红帽的故事。但雪登·凯许登在《巫婆一定得死》这本书中，却给了故事不同的结局。

小红帽是一个活泼可爱、老爱戴红帽子的小女孩。有一天，妈妈叫小红帽去看望住在遥远森林里、卧病在床的奶奶。临行前，妈妈告诉小红帽，千万不可以跟陌生人说话。小红帽带着餐点上路了，在森林的花花草草中，她遇见了一只大野狼。野狼问小红帽要去哪里，她据实以告。大野狼便先行跑到奶奶家，吃掉了生病的奶奶，并换上奶奶的衣服，躺在床上伪装成奶奶的模样。

没过多久，小红帽来到奶奶家，大野狼细声细气地假装奶奶的声音，却被小红帽一眼看穿了。小红帽迅速从装着餐点的篮子中掏出一把枪，一枪射死了大野狼。

这个故事告诉我们：现在要取得小女孩的信任，已经没有那么容易了。

为何与人相处会有困难

被抛弃的孩子，
突然醒来，
他恐惧的目光环顾四周一切，
只寻找他看不见的、
迎上来的关爱眼神。
——乔治·艾略特

我从自己的经历里，深刻体会到“眼神”与“信任感”的关联。

在学习心理学之前，我其实是一个非常害羞内向的人，对于上台说话有一种莫名的恐惧。但我却在大一那年，成为需要上台说话的才艺班老师。进入心理学领域以后就更不用说了，我的工作必须常常面对一群年纪大我一截的听众。犹记得第一次上台前，我焦虑地躲在厕所里不断地深呼吸、与自己对话、搓揉双手、用手指在手掌心反复画着“人”字（据说这样可以缓解紧张，带来好运）。

随着讲课经验越来越多，我从原本一上台就羞红脸，逐渐练就到让这种羞红的感觉褪到脖子以下，以掩饰自己的窘迫不被人发现。但我知道，自己呼吸背后的恐惧仍然存在。

于是，我开始透过上台的机会，在每一次恐惧中思考：让我不安的是什么？

多年后，我终于找到答案：是眼神。

当我们与他人四目相交时，眼神就像一面镜子，我们可以从别人的眼里看到自己。我们对于眼神的恐惧，来自对方的瞳孔，反射出我们的心，呈现出我们对自己的不肯定与不相信。

所以，要检视自己内在的信任感是否厚实，首先要关照“眼神”对我们的意义。

别人的眼神，是我们内在世界的投影

想象一下，如果眼前有一道目光正注视着我们，在那瞳孔的聚焦下，我们会有什么感受？

关爱、理解、包容、温暖、接纳、喜爱、专注……

检视、批评、打分数、不屑、轻视、不谅解、不喜爱……

叹息、伤心、失望、难过、气馁、忧郁、无可奈何……

这些感受都是我们内在的投影，也是我们在与他人接触时，最容易从别人眼神中抓取的讯息。当我们对别人的信任感越低时，越容易从对方的眼神里抓取到负面讯息；而当我们对别人的信任感越厚实时，则越容易从对方的眼神中读取到正面讯息。

所以，我们可以想象，每个人的心里都装着一面镜子，这面镜子就是我们看待外在世界的投影。

那么，这面镜子的“投影内容”是如何构成的？

早在我们尚在襁褓中，躺在母亲怀里与她对望的那一刻起，透过母婴之间“相互凝视”的过程，母亲就把她眼中的投影传送到我们眼里。母婴之间的相互凝视，是我们建立信任感的最早起源。

孩子透过母亲的凝视确认自己的存在，这是生命早期就发展出来“被凝视”的需要。如果从小没能被母亲“看够”，成年后就会不自觉地去寻觅别人的眼神和目光；如果从小被母亲“看着”的感受不够美好，成年后对于真正信任别人就会产生困难。

亲密关系中往往潜藏着信任危机

一位安静寡言的女孩，讲话非常轻柔，但她总是喜欢找特别多话的男孩相处。后来果真交了一位爱讲话的男朋友，每次约会，总是男孩滔滔不绝，女孩微笑点头。女孩说她喜欢这种感觉：两个人眼对眼交谈，感觉整颗心被填满，既温暖又充实。

两人结婚后，女孩才发现，这个原本特别多话的男孩其实相当安静。更让她难以忍受的是，男孩的眼神逐渐从她身上转移到电脑屏幕上，或者电视播放的棒球比赛上。

看到男孩如此转变，女孩心里产生莫名的焦虑和躁动。于是，她开始说很多话，想要男孩把眼神重新转移到自己身上。慢慢地，原本安静的女孩变得“很吵”，但这种吵闹已经不是恋爱时热络的谈天分享，而是大吼大叫地责备男孩怎么可以如此欺骗她。

“我欺骗你什么了？”男孩不解，眼神仍然盯着电脑。

“你为什么不告诉我，其实你很安静？”女孩生气地说，“你给我把脸转过来！”

沉静下来，厘清关系危机背后的童年故事

女孩和我谈起这件事时，把焦点完全放在“安静与多话”这件事情上，她非常沮丧，因为觉得自己“被骗了”，而且无力改变现状。

女孩真正在意的似乎是“被骗”这件事，而且她的描述中多次提到“眼神”的重要性，我认为这是和信任感相关的议题，而不只

是伴侣沟通的问题。

于是，我请女孩别急着困在“安静”与“多话”的争夺战里，先静下来想想：“把脸转过来”，对她有什么重要的意义？

女孩想起了生命中第一个让她想要大叫“把脸转过来”的人，是她的母亲。

原来，这个安静的女孩小时候其实“很吵”，可是爸爸妈妈老是在忙，忙起来就会嫌她吵：“你真的好吵！你先去旁边玩！”“乖，先让妈妈安静一下。”

但事实上，哪个小孩不吵呢？婴儿的哭声、语言，和其他自然发出的声响，原本就是用来获取父母关注的工具。母亲听到婴儿的吵闹后，只要好好地给予凝视和抚慰，婴儿就能透过母婴之间的眼神接触，感觉自己被爱的美好。

可惜，女孩不曾有过被母亲“好好凝视”的经历，反而大多是她用眼神去追逐母亲身影的记忆。她最常看见母亲忙碌的侧脸，每当母亲在家忙碌时，她总喜欢静静待在母亲身旁，看着她优雅的下巴弧线（她总是看不到母亲的正面）。在她心里，母亲是她最崇拜、最敬爱的人。她想，如果要成为像母亲那样美丽优雅的女人，就是要这样安安静静的吧！

慢慢地，女孩逐渐隐藏自己的“吵”，变得越来越安静。安静的背后，其实隐藏着她总是用眼神追逐母亲、母亲却不曾回头好好看她的哀伤。

所以，当男孩的眼神从女孩身上转移到屏幕上时，这个举动勾起了女孩童年时期没能被母亲“好好凝视”的遗憾。因为不曾被母亲好好凝视，也就不曾从那瞳孔的反射中确认母亲对自己的爱。

这个安静的女孩内心其实相当不自信，她无法肯定别人眼中的自己是否讨人喜欢。

“如果我真的讨人喜欢，他就不会这样把脸转开了吧？”女孩说。

说的是男孩，也是母亲。

承认渴望，信任感萌芽于足够的凝视

当我们发现自己在某段关系中，总是被生气、难过、讨厌的情绪淹没，这段关系的背后，肯定隐藏着我们早年与父母相处时的缺憾。所以，在一段关系中遭遇挫折时，我们往往需要沉静，否则就不容易看到期待与失落的背后并非如表面看到的那么简单。

女孩真正沉静下来后，终于理解“被好好凝视”是滋养她内在信任感最重要的养分之一。于是，她要求男孩认真地聆听（而且要看着她的眼睛）她和母亲之间的故事，听她诉说童年时期对母亲的期待与失落。当女孩在男孩的凝视中，自由表达出自己童年时对母亲不只崇拜、敬爱，其实还有“没能被好好凝视”的愤怒、遗憾时，才能真正承认自己对别人的眼神有多么渴望。

承认渴望，也就理解了自己想要寻找的方向。

为何无法在人前示弱

毕竟，
最能令一个女性如释重负的讯息就是：
她的小婴儿可以去依附任何人。
——艾瑞克·赫赛

我很喜欢在讲座中进行一个调查：如果今天发生了一件很开心或很悲伤的事，你的脑海里能不能浮现出一个你想要，也可以马上打电话给他的人？

这个答案会随着听众的年纪有所不同。年轻一点的大学生常常很快就举手，而年届退休的人则是在一阵犹豫之后，稀稀落落地举起手，或摇摇头。

我发现：在别人面前真诚表达、真实示弱的能力，会随着年龄递减。这也是一种信任感逐步消退的特征。当年岁增长，我们的心智可能更坚强，但心底却可能更悲伤——在这个世界上，可以信任与了解我们的人越来越少了。

带着信任的示弱，是一种健康

这两年，我每隔几个月就要飞一趟北京，参加美国客体关系治疗大师萨夫博士（Dr. Scharff）的培训课程。

每次去北京，我都要花上整整五天的时间听课、观看大师现场进行家庭治疗，还有一件很重要的事：参加十次（每天上午、下午各进行一次）“情感体验小组”。在这个小组里，每个人都可以很自由地谈论自己所听到、体会到的各种思维和感受。

对我来说，小组成员是完全陌生的，我和他们分隔两岸，生活在不同的文化背景中，但令我惊奇的是，这种团体训练的方式却可以在很短的时间内，催化出成员彼此的攻击和喜爱。有些人会哭，有些人会吼叫……大部分时候，我都只是静静地在旁边，惊讶地看着这些情绪的冲击。

几年下来，我终于发现：原来“示弱”是一种表达真实与信任的能力，而这种能力在我身上非常微弱。我发现自己是一个不容易示弱的人，甚至可以说是性格刚强的人。

不得不承认，站在心理学的立场：愿意信任别人而示弱的人生，才是真正健康的人生——因为故作坚强地活着，往往过得很辛苦。我们得好好正视：在我们心底，原本就存在着示弱的需要，那是一种毫不掩饰、毫不保留的自我坦承的勇气，而不需要担心自己会被人讨厌、会受到伤害。

这代表我们可以从心底里相信：世界上有“安全基地”的存在。

每个人都有“强大”和“弱小”的生存需要

“安全基地”是心灵的避风港，让我们在承受各种现实风雨摧残时，有自我对话和思绪停驻的空间。这种心理上的“安全基地”，最早来自于母亲。

当我们还在母亲的子宫里时，仅仅依靠一根脐带就能获取所有养分，也因此显得如此脆弱、微小，而弱小的感觉却能让我们感受到与母体紧紧相连。这是初始于生的一种“弱小”的需要。

当生命被孕育成形时，我们又得经过无数次细胞分裂，等到心肺功能逐渐健全，才能离开子宫，获得呼吸的自由。这是发展于生的一种“茁壮强大”的需要。

所以，我们常常夹在“强大”与“弱小”两种矛盾的需要之间。有些时候，我们得向父母撒撒娇、讨讨爱，来满足心底的“弱小感”。我们本能地靠近父母，本能地想要接触他们的身体、贴近他们的脸颊。靠近父母的渴望，让我们在弱小中感受深深的依赖。倘若父母回应了这种想要贴近、依赖的需要，我们心里的弱小感就会被深深满足。成年后，遇到难过委屈，就可能不自觉地将身体蜷曲、双手环抱，好像回到当年在母亲怀里的样子，当委屈难过稍微平复，再起身继续前行。

这是一种自我安慰的能力，来自生命早期的“安全基地”，来自我们的父母——特别是母亲。

但是，童年的弱小也可能导致不同的结果。或许父母有时无意识地挣开我们的手，背对我们的脸，撇开我们的眼神，于是当我们越感觉自己弱小的时候，就越感受到被父母拒绝，所以只好从弱小转而让自己更强大，强迫自己学习自我安慰。那生来就渴望的弱小需求，就这样被迫停滞和压抑了。最后，我们成了“大男人”，或者“女汉子”。

“女汉子”背后隐藏着对弱小的渴望

我认识一个30多岁的“女汉子”，担任工厂领班。因为从早到晚吆喝着100多个工人，所以大家背地里给她取了“女汉子”的绰号。

这位女领班聪明伶俐，感情世界却扑朔迷离。有人传言她跟现任的总领班走得很近，有人说她和前任总领班、前前任总领班也有暧昧关系。这些历任总领班各个握有权力，却都是已婚。大家都说，难怪女领班讲话那么大声，其实是背后有“铁一般的靠山”。

女领班进工厂之初，常碰到男人毛手毛脚，而她总和这些骚扰者硬碰硬。这种时候，总领班会跳出来主持公道。久而久之，她深陷在总领班的保护伞里，日久生情。直到历任总领班被老婆识破、回归家庭，女领班只好将失恋的心碎转化为工作的动力，却一次次陷入“被保护”的轮回里。

听着女领班说起这些事，我很快发现她生命故事里的男主角有一个共同特征：强者般的男人。这非常明显和她心中的弱小需求有关，唯有在强者面前，她才能产生被保护的安全感，所以即使这些男人都已婚，她仍不顾一切地一头栽进去。周遭朋友不谅解她，说她“有病”，但这其实只是一种被保护和被爱的匮乏症而已，源头在于女领班从小在父母面前“弱小感不足”。

女领班的原生家庭很健全，父母也没有不爱她，只是两人工作都非常忙碌，经常晚归。女领班小时候，总是自己带着一把钥匙，接小她两岁的弟弟一起放学。父母回家后，小小的她有时想和父母聊聊心事，却看到他们的眼神始终疲倦无神，只有睡前会在她和弟弟的额头上轻轻一吻。

女领班说，长大以后，才觉得那个吻“制式无比”，没什么感情。她与父母之间的关系已经疏远到很难去厘清这个吻到底有没有实质的情感。但这个吻却占去她童年的大半记忆，让她觉得父母拒绝与自己亲近。

有一次，隔壁班的男生扯破了她的制服裙子，令她既难堪又羞耻，她原本预期父母会到学校帮她讨回公道，她可以躲进母亲的怀里掉泪。谁知，匆匆来校的母亲反而责备她没有好好珍惜自己的裙子。听到母亲责骂，小小的女领班强忍着眼泪，扬起头、噘起嘴：“反正你们会给我买新的！”

就这样，“倔强”偷偷地深植在她的性格里，也陪伴她度过日后许多需要强大的时刻。而潜藏在她心里的弱小需要，仿佛在父母的责骂声中被冰冻，直到成年后，遇到职场上的男性强者，才如潘多拉的盒子般被打开。在强者面前，她不自觉地感受到“弱小的美好”，即使现实情况（成为第三者）非她所愿。其实，她真正需要的不是那些强者般的男人，而是愿意保护她的父母。

回到人际关系的“安全基地”，满足对“弱小”的需求

我认识女领班时，她的父母已经60多岁，但她的记忆仍停留在

童年时期父母的“制式之吻”及责骂声里。直到有一天，她无意间瞥见母亲拖着微驼的身躯，站在昏暗的阳台上帮她洗上班时穿的工作服。

“妈，这么晚了干吗还洗衣服？”她问。

“啊！你这死小孩，衣服穿得这么脏，明天上班还不给人家笑死！”母亲边搓揉衣服边说。

“我还有另一件！”

“女孩子穿着要干净点，才不会被人家看不起，不会被人家欺负。”

女领班心里一阵酸楚。这就是被保护的感觉吧？

为了抓住这种感觉，那天晚上，女领班主动钻进母亲的被窝里。

“干吗啊？都那么大的人了。”母亲打了她一下，白了她一眼。

“我不管！我要跟你睡。”她说，声音像个要赖的孩子。

女汉子般的领班终于逮到机会，找到当年那个“母亲的小女儿”的感觉，满足地睡去。被冰封许久的弱小需要终于被释放，也被深深满足了。

如果我们还有机会，就算只有一次，请抓住被父母爱着的感觉，勇敢地让自己在父母面前退化成弱小。倘若真的找不到机会，可能说明我们真的比父母还要强大，那就不妨主动释放关爱，理解父母年轻时之所以未能允许我们弱小，也许是因为他们过去也不曾充分感受过弱小，所以当然不会懂得如何同理、如何保护弱小的我们。

如果父母已经不在我们身边，也要试着让他们回到我们心里的那个“安全基地”。因为，每个人的生命里都曾有过那么一刻，被稳当地、安全地守护在母亲的子宫里，那才是人生最初的“安全基地”。我们因其而生，因其而安全落地。

然后，在人际关系中继续寻找“安全基地”。找到可以让我们真实表达、真诚示弱的安全关系，弱小需要才得以满足。往后的人生，起码不会太孤单，起码有人可以信任、可以依赖。依赖并不可耻，它代表我们心里还愿意信任那个纯真弱小的自己。主动和父母或他人重建安全关系，不是为了别人，而是为了自己——我们心里那个弱小的自己。

Test 1 厘清自己：也许我们没有想象中那么不在乎

请检视下列15条阻碍我们与父母和解的想法，你一共符合几条？当你符合的项目越多，表示父母对你的影响越深。

☐ 1. 我有责任让父母幸福快乐。

☐ 2. 我尽可能不让父母失望难过。

☐ 3. 我尽可能当个好孩子，不惹父母生气。

☐ 4. 我必须好好努力帮父母达成他们的愿望。

☐ 5. 我有责任达成父母的要求，即使我不想这么做。

☐ 6. 我有责任帮助父母维持他们的感情和婚姻。

☐ 7. 我有责任帮父母照顾弟弟妹妹或其他亲戚。

☐ 8. 我有责任帮父母维持他们在亲戚间的尊严。

☐ 9. 如果我和父母争吵，那就是我的问题。

☐ 10. 如果我的人生出现超出常规的状况（例如：我是同志、我生不出小孩），会让父母丢脸。

☐ 11. 我的人生是为了让父母以我为傲而努力。

☐ 12. 我的父母不能没有我。

☐ 13. 我不能没有我的父母。

☐ 14. 我觉得父母不可能改变，所以我不需要告诉他们我们之间的恩怨。

☐ 15. 我不能让父母知道我对他们的不满，以及他们对我的伤害，他们会承受不住。

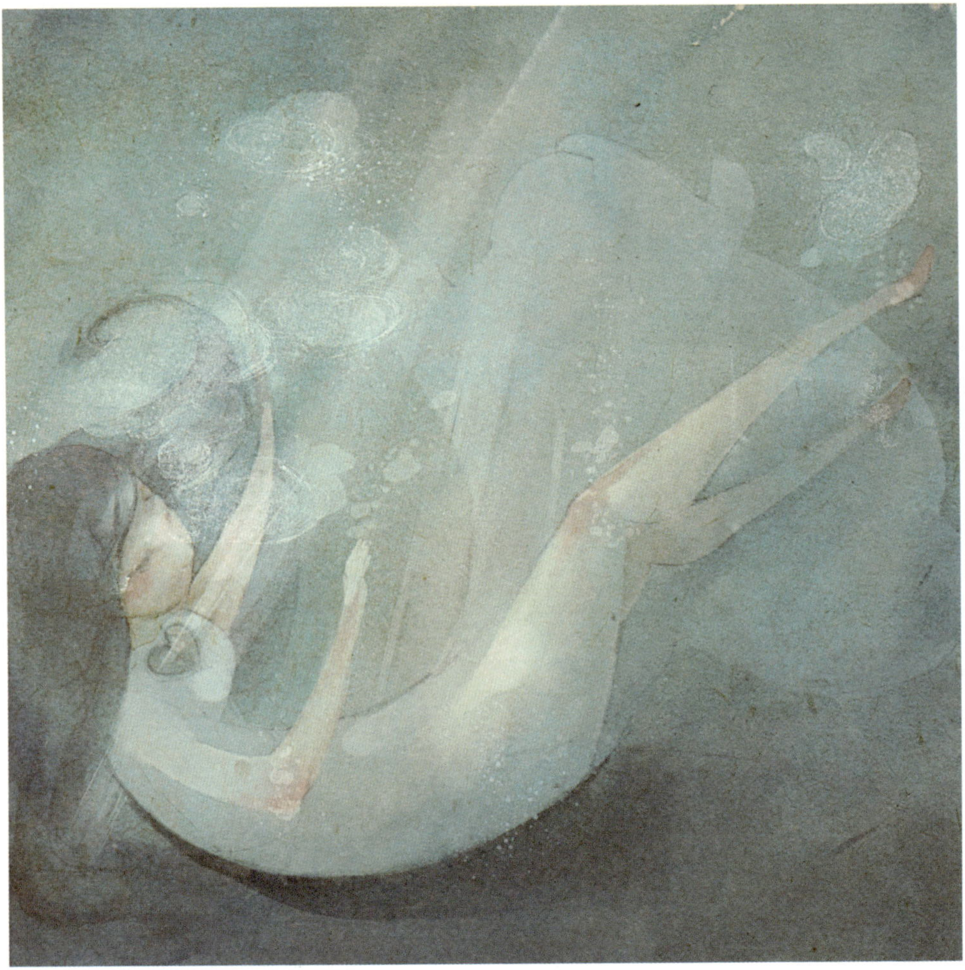

父母对我们的影响越深，越会阻碍我们清晰地观见与父母之间的关系，并且使我们变得容易为与父母互动所激发的情绪所扰。

为何无法感觉自己的感受

一个挨饿的心灵，
也许外在可以生活得很好，
内在却总计划着从这样的生命里逃亡。

我曾经看过一个日本的健康节目做的实验：让一群成年人进行切洋葱的测试。原本，我们都知道切洋葱会让人掉眼泪，但没想到，这群成年人中，有许多人居然不会掉泪，而且其中很多都是男人！节目中有医生解释：这是一种泪腺功能退化与阻塞的结果。而我在观看这个节目时，也获得一个与临床观察上共通的启发：当我们不常使用某些身心功能时，它便会严重退化。

“感受”，就是一个例子。

感受的程度是自我相信的指标

问问自己：我是个容易有感受的人吗？我能不能允许自己去充分感觉各种感受，或沉溺在各种感受里——这种“感受的允许”，也是一种自我相信。

当我们相信自己有能力不因感受而迷失时，才会愿意沉溺其中。相反地，若我们总是无感于一些大家认为应该有感之事，那往往才是需要我们挂心的。

感受不到自己，就很难感受到别人；感受不到别人，就很难感受到爱。当我们打从心里感受不到爱，就容易困在黑暗里，不论我们多努力想充实自己、填满自己的生命，还是会感觉到深深的孤单。

生命早期可以填补这种孤单的人，应该是父母。但很可惜，大部分时候，我们不相信父母会给我们无条件的爱。成年后无法充分感觉自己的感受，往往是因为童年时的我们没有学会相信爱。

多久没有好好感觉自己的感受了

我在一场讲座上，遇到一位四十几岁的男士。犹记得那场讲座的主题是谈论童年时期我们早已遗忘的家庭小事。男士特别等到其他听众都离去，才私下问我一个搁在他心底已久的问题。

这位男士在上中学时，父亲过世。但令他困惑的是，从父亲去世那天起，到之后好长一段时间，他都不曾为父亲的死掉过一滴泪。

“我当时只想到：家里没有人赚钱了，我和妈妈要怎么办？除此之外，真的没有觉得特别难过。”他问我，“老师，我这样是不是很不孝啊？”

我好奇地问了这位男士对“眼泪”的想法，以及他平常的生活。原来他和其他许多男人一样，从小就被灌输“男儿有泪不轻弹”的观念。他有两个小孩，有稳定的收入，家庭幸福美满，唯一的不足就是妻子常常向他抱怨：有时觉得和他距离很远，有时觉得他不够爱她。

这位男士告诉我，他觉得很奇怪，每天辛勤工作，薪水全数交给妻子，平常花时间陪伴小孩，假日再忙也抽时间带家人出游。妻子却还是说：“不够，不够。你很好，可是我感觉不到你的情感。你看，我从没见过你掉眼泪。”

妻子一说，男士才发现的确如此，从认识、交往到结婚，十多年的时间，他确实没在妻子面前掉过泪。他也不禁问自己：我多久没掉过眼泪了？

从无感之处迈向有感之路

如果我们发现自己不怎么哭，或者更精确地说，对别人有感之事总觉得无感，那么，这个无感之处实在太重要了，它通常能指引我们通往有感之路。

正如同我们在心理咨询过程中时常做的，我请这位男士回家后给自己一个安静的时间和空间，也许是闭上眼睛，也许是用最放松的姿态反向思考。别再老是问自己：为什么父亲死了，我不难过？而是尝试用最简单的方式重新启动情感系统，问自己：父亲过世的这些年，我过得好吗？我快乐吗？

很多时候，我们得缓慢地感受自己。也许从十几分钟的发呆开始，也许不是闭着眼睛，而是呆看着鱼缸里的鱼，或是窗外的天空。

这位男士回家后，果然照着我说的话做了。他写信给我：

父亲过世，我没有很难过，就好像，如果死的人是我，父亲可能也不太会难过。

他觉得自己从没有真正感受过父母的爱。

可是如果母亲听到这句话，一定会生气，她一定会说："什么没有爱？我一个人身兼父职，这么辛苦把你养大，怎么会没有爱？”

他信里如此写着。

于是我们开启了一场对“为何感受不到父母的爱”的讨论。首先是我回应的内容，我在信中称他为M。

尊敬的M先生：

我认为，一般来说，觉得自己从没真正感受过父母的爱，可能的原因有：第一，父母的爱让我们觉得是有条件的，所以我们觉得这不是“真正的爱”，或者，在这种爱里活得非常辛苦；第二，父母没有在我们需要的时候提供爱，或者父母提供的是我们不想要、不需要的爱。

我把这两点回馈给这位男士，问他有没有什么发现。以下是他的回应，他在信中称呼我为许女士。

尊敬的许女士：

关于第一点，我母亲不是“可能”而已，她是真正有条件地在爱我，所以她不喜欢我哭，哭会打扰她的工作，也会打乱我们的作息。关于第二点，我母亲是这样的一个人：如果她知道我喜欢喝啤酒，她可能会给我准备啤酒，但她帮我准备的时候，都是她刚好可以准备的时候，而不是我刚好想喝的时候。补充第三点，其实我父亲也差不多如此，只是我不想说死人的坏话。

男士的回答妙哉。当然，我也继续回应。

尊敬的 M 先生：

我认为需要澄清的是：第一，所谓“父母有条件的爱”，很多时候常常出自我们的想象，或者我们没有看到这种“有条件”的背后，是因为他们的生活本身就有条件限制，那个条件可能是他对自己的期待，而不是针对你。

第二，父母会提供我们不想要或不需要的爱，常常是因为我们也没有好好表达。

补充第三点，我觉得其实你非常想你父亲。

这一次，我等这位男士回信等了好几天。心里正想他是怎么了，就收到他简短直白的回应。

尊敬的许女士：

小时候我不知道怎么表达，长大后表达很别扭，或许讲了也没有用。另外，我对父母的生气大于想念。

于是我也很简单地回应他。

尊敬的 M 先生：

要不要试试再说？

几天后，男士给了我最后一封信。

尊敬的许女士：

我昨天想喝啤酒，买了去我妈家喝，然后我发现，她的冰箱里其实有一箱啤酒。我想，那是为我准备的。

另外，我昨天去祭拜我爸，告诉他，我很气他这么早就丢下我们母子俩而去。

补充第三点，喝完酒后，我抱着妻子哭了。

相信自己如此值得被爱

倘若我们心里存在着被父母“有条件爱着”的感觉，可能有两个原因：第一，父母也相当抗拒自己的感受，所以当他们无法接纳自己有所感受时，就会不知不觉阻挡我们感觉自己的感受；第二，我们认同了抗拒感受这件事，所以也不曾好好告诉父母我们的感受需要被倾听。于是形成一种无感的恶性循环——父母抗拒有感，促使我们认同无感；而我们有感不发，又让父母默许了我们的无感。这真的是世界上最遥远的距离：因为无感，让我们即使在对方面前，也感受不到彼此。

只是，不管成年后的我们飞得多高多远，内心最深处却仍然寻找与渴望着被人无条件爱着的感觉。我们需要深深相信：其实，不一定需要做些什么，我们的存在本身，就值得被如此地爱着。唯有相信“我如此值得”，感受才有存在的勇气。

然而，人与人之间“无条件的爱”往往是相互的，唯有愿意相信的人才能懂。所以，如果我们感觉不到自己的感受、感受不到别人的爱，甚至觉得“就算说了也没用”，那么，要不要告诉自己：试试再说？

Test 2 启动感觉系统：每个行为背后都与感受相连

请从下列的三种强度（A）、五种情绪（B）中，各挑出最符合的一项，然后找个四下无人的时候，以一种最放松的姿态，大声地将下面的话一条一条念出来，感受一下你的心情是否符合，也可以调整或重新找到最适合自己的状态。

A.强度选项：有一点/很/非常

B.情绪选项：难过/愧疚/害怕/生气/无感

1.当父母表达对我失望伤心时，我会：

A 有一点 □ 很 □ 非常 □

B 难过 □ 愧疚 □ 害怕 □ 生气 □ 无感 □

2.当我达不到父母的期待时，我会：

A 有一点 □ 很 □ 非常 □

B 难过 □ 愧疚 □ 害怕 □ 生气 □ 无感 □

3.当我违抗父母的命令时，我会：

A 有一点 □ 很 □ 非常 □

B 难过 □ 愧疚 □ 害怕 □ 生气 □ 无感 □

4.当父母发生争吵时，我会：

A 有一点 □ 很 □ 非常 □

B 难过 □ 愧疚 □ 害怕 □ 生气 □ 无感 □

5.当父母因我而丢脸时，我会：

A 有一点 □　B 难过 □
很 □　愧疚 □
非 常 □　害怕 □
生气 □
无感 □

6.当父母对我大吼大叫时，我会：

A 有一点 □　B 难过 □
很 □　愧疚 □
非 常 □　害怕 □
生气 □
无感 □

7.当父母对我说话尖酸刻薄时，我会：

A 有一点 □　B 难过 □
很 □　愧疚 □
非 常 □　害怕 □
生气 □
无感 □

8.当父母抱怨我不关心他们时，我会：

A 有一点 □　B 难过 □
很 □　愧疚 □
非 常 □　害怕 □
生气 □
无感 □

9.当父母说不再爱我或不再理我时，我会：

A 有一点 □　B 难过 □
很 □　愧疚 □
非 常 □　害怕 □
生气 □
无感 □

10.当父母唠叨或讲大道理时，我会：

A 有一点 □　B 难过 □
很 □　愧疚 □
非 常 □　害怕 □
生气 □
无感 □

11.当父母吹嘘他们自己很棒时，我会：

A 有一点 □　B 难过 □
很 □　愧疚 □
非 常 □　害怕 □
生气 □
无感 □

12.当父母不喜欢我的另一半时，我会：

A 有一点 □　B 难过 □
很 □　愧疚 □
非 常 □　害怕 □
生气 □
无感 □

13.当我没法让父母过好日子时，我会：

A 有一点 □ 很 □ 非 常 □

B 难过 □ 愧疚 □ 害怕 □ 生气 □ 无感 □

14.当我没法如愿陪伴父母时，我会：

A 有一点 □ 很 □ 非 常 □

B 难过 □ 愧疚 □ 害怕 □ 生气 □ 无感 □

感受与行为的相连，检视你最容易出现的真实感受

难过 出现的强度和频率，通常与退缩型的行为有关。在这种心情下，我们可能困在对父母又爱又恨的情绪中。

愧疚 出现的强度和频率，通常与弥补型的行为有关。在这种心情下，我们可能不自觉地怀抱着想为父母做些什么的想法。

害怕 出现的强度和频率，通常与回避型的行为有关。在这种心情下，我们可能会尽量避开与父母的互动和相处。

生气 出现的强度和频率，通常与攻击型的行为有关。在这种心情下，我们容易困在与父母的冲突关系中。

最后，倘若“无感”出现的频率高呢？也许有两种状况：第一，这些状况在我们家里真的不常出现；第二，我们已经习惯用“无感”来自我保护了。

在独自一人的时候，将这些与父母相处的心情，

一条一条慢慢地、好好地念给自己，这是属于你和父母相处的真实心情。

允许自己有这些最真实的心情，然后问问自己有什么新的感受。

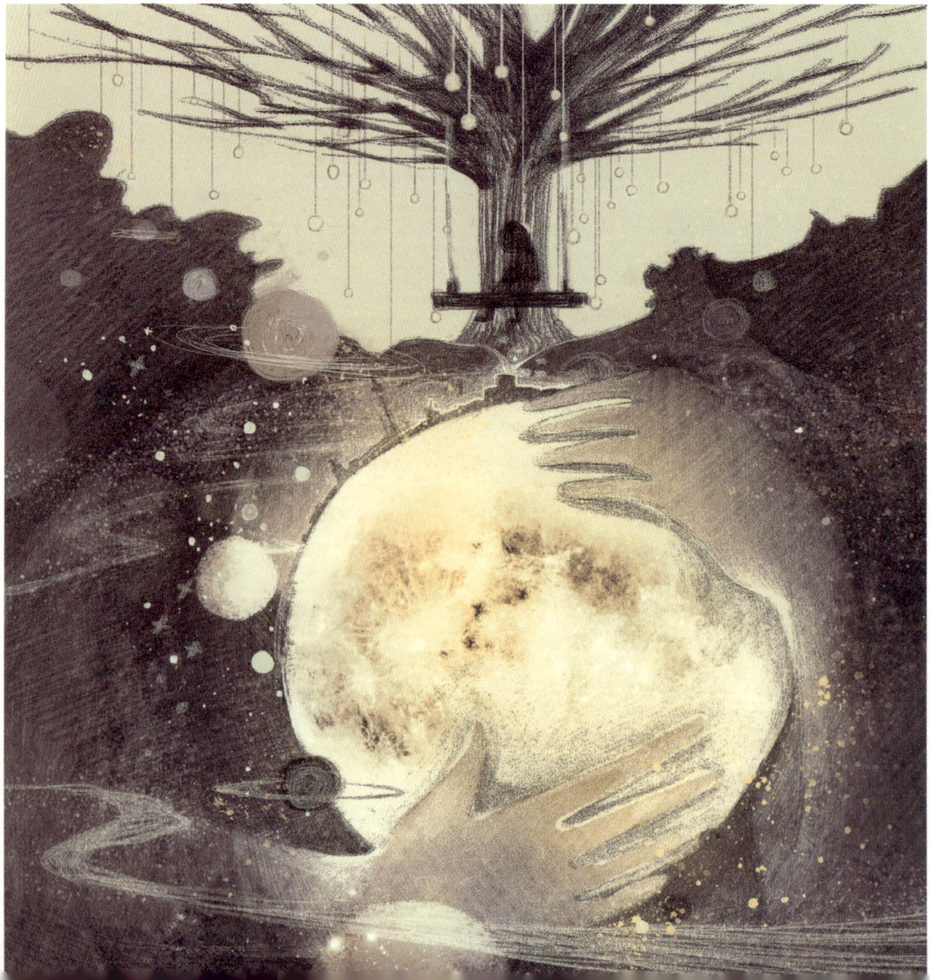

为何常常无端发火

会在意你长相的，
只有你自己。
——《被讨厌的勇气》

在谈信任感的最后，我想分享一个时常遇到的困扰，也是我被咨询过无数次的问题：为什么我们有时会因为一些小事，莫名其妙地对人发火，等到脾气发完后，才觉得自己很没道理而后悔呢?

我在经历过无数次发火并且后悔之后，想很诚实地说：这是因为我们面临与信任感最相关，也最根本的问题——无法相信自己。当我们内在处于一种“无法信任自己”的状态时，所看到的外在环境往往是“别人不相信我”或“别人不尊重我”。

所以我们无端发火，常常来自于与自己内在的一场“误会”。

不信任自己，蒙蔽我们对别人的感受

比起对自己的不信任，对别人不信任所引发的怒气，往往在瞬间就能引爆，而且在情绪的当下，非得要做出一些即时性的行为，才能让自己稍微好过一些。我们常常会做出许多令自己后悔的行为——突如其来地对别人发火，就是一个常见的例子。除此之外，还包括讨好别人、威胁别人……种种我们管不住自己的行为，都有可能来自——我觉得眼前这个人不信任我！

这种感觉令人难堪、愤怒，深觉不被尊重。许多复杂的情感交错在一起，最后只能用“把自己变小”（我是错的，产生无能感），或者“把自己变大”（我是对的，引发愤怒感）来展现。这种“变大变小”的表现，通常容易在面对重要的人和重要的情境时发生。

以下是许多人可能非常熟悉的场景：

我们正在完成一项重要的计划，花了很多心思想了又想、写了又涂、涂了又改，好不容易完成自己觉得不错的作品，满怀期待地拿给伙伴看，想从他的眼神里读到“惊叹”“震撼”的神情，但是他却若有所思地皱着眉头说："我觉得……是不错，可是好像哪里不对劲，但又说不上来……"他们的口气可能十分委婉，但听得我们心里却不太舒服。有时会有人提出建议："我觉得可能要这样比较好……"或者拿我们与其他人比较："不然，去问一下××好了……"于是我们开始觉得难堪，心跳加速，好像全身的血液都在沸腾，然后可能沉默不语，或者故作镇定地说："那就让××来做好了……"并且对伙伴感到生气，"你怎么不支持我？"或者干脆把计划丢在他们面前，回家大吃大喝或大哭一场。然而，当我们沉静下来之后可能会发现，这一切都只是一场"误会"。

因为害怕，所以先发动攻击

面对越重要的人和情境，越渴望获得信任与认同。然而，当我们感受到别人不信任、不认同自己时，却常常是因为：我其实也不够相信和认同自己。所以当我们觉得做了一件很不错的事情时，会因为别人没有肯定自己而愤怒，根本的原因可能是：我其实也不如想象中对自己感到满意，而别人不如我预期的反应，反而一针见血地戳破了我们为自己设下的骗局。

我们要这样隐藏在"我不相信自己"的骗局背后，往往是因为：不够相信自己，就会害怕被别人看穿那些不美好。倘若别人看见了真正的、不美好的自己，也许他们就会失望地离我而去。偏偏在心里害怕被人看穿的时候，这种发自内心的威胁感又常常使我们做出相反的行为，所以当别人的反应触动我们心里的信任危机，“害怕被看穿”的心态就会使我们先出手攻击别人。

突如其来的发火，常常是因为自我保护机制所产生的“攻击反应”，来自一场内在世界的误会，使无法肯定自己的人，同时也扭曲别人的心。我们宁愿相信别人不会真的尊重、肯定或喜欢自己，也不愿承受这些尊重、肯定或喜欢“可能会离去”的痛苦。

这种感受，不会只有在对象是“人”的时候才会发生。有时候，也许只是一个机会、一场表演，我们都很怕错过，害怕“它再也不会回来”。这是一种对人对物全面性的不信任感。当我们不相信“我不会轻易被毁灭”，就会害怕与周围的一切错过或分离。

不被信任的早年经验，常常来自母亲

一位40多岁的女性和我分享她“不被信任”的故事：

在她上中学的那一年，开始对爱情产生懵懵懂懂的憧憬。母亲看她成天和男孩子通电话，老是追着她问：“你是不是交男朋友了？”

“没有啊！就是通电话而已。”当时才13岁的女孩说。

“真的没有吗？”

“真的！我怎么会骗你呢？”女孩用正准备蜕变成女人的眼神，看着眼里尽是担心的母亲，她对母亲的担心感到非常困惑。

“那就好。女孩子要自重。”

女孩点点头，似懂非懂。之后，女孩的交友圈中，男孩子越来越多，母亲也越来越眉头深锁。

有一天，母亲把女孩唤来：“这个，你拿去厕所用，再拿出来给我。”母亲拿出一个长条形的物品，让女孩去厕所沾尿液做检测，“这是测糖尿病用的，因为我们家族有遗传基因，所以让你做一下检查，提早预防。”女孩乖乖地进厕所，然后拿出来和母亲一起等待检测结果—— 一条红线。“太好了，你没有得糖尿病！”女孩当时虽然觉得母亲很古怪，但未曾起疑。直到某一天，她偶然得知：原来当年那个长条形的物品根本不是用来检测糖尿病的，而是一根验孕棒！

从知道真相的那一天起，她再也不相信母亲的话，连带着也不相信这样不被信任的自己。

没办法打从心底肯定自己存在的人，往往能从生命中找出一段不被信任的深刻经历。更残酷的是，许多人找到的不被信任的源头通常是母亲。或许是因为，唯有父母如此重要的人，才能轻易摧毁我们的信任感。

信任感被摧毁，对我们的生命意义重大，不仅让我们容易曲解别人的意思（通常是在我们感到不被信任或不被尊重的时候），也对自己存在的价值感到怀疑。

走出痛苦旋涡，理解“爱，却无能”

让我们从源头思考：一个母亲，或者是父亲，究竟为什么会对孩子产生不信任感?

答案往往是：这些父母对自己也是如此不信任。因为很难相信自己、肯定自己，所以也很难相信自己生养的孩子具有值得被尊重与相信的价值。他们可能会用一些荒谬至极的方式测试孩子，试探他们会不会变坏。他们的心里往往藏着恐惧，生怕幼时躺在自己怀里那天使般的孩子，有一天会变成恶魔。他们生怕自己是不够格的父母，生怕孩子有一天会离自己远去。

在不信任的世界里，所有一切都会轻易毁灭。

在如此不信任的环境中长大，我们变得恐惧且敏感，无法打从心底信任自己，也无法信任别人，害怕错过、远离，进而对让我们产生这种感觉的人乱发脾气。而这些人，往往又是对我们重要的人，于是我们陷入后悔的旋涡里，一次又一次。

这种无止境的旋涡其实对我们的生命具有独特的意义——正是

这种重复性的痛苦旋涡，带领我们从中了解与父母之间不信任的故事源头，并且深切体会到当年父母困在不信任感中的恐惧。然后我们学习原谅，并且理解父母当年的荒谬并不是为了摧毁我们，只是因为他们对我们“爱，却无能”。

如果有一天我们也为人父母，请好好信任孩子，并且回过头去信任也许不曾教会我们信任的老父亲、老母亲。父母的年华会老去，但信任的议题还在继续。

放下对“全能感”的执着

下辈子，请别再将我送错

我为什么生在这个家庭？我为什么和其他的家人如此不同？有时候，我们的生命里会出现这样的困惑。

克拉利萨·品卡罗·埃斯蒂斯在她的著作《与狼共奔的女人》中，为这样的心情写下一篇充满诗意的小文：

我们生而如此，生在怪异的家庭里。家人认为我是外星人。我长有羽毛，他们却满身鳞片。

家人和我们之间的不同令人如此困惑：

家人总是在时间中慢慢地移动，我的行动却像风一样；家人总是大声说话，我却轻声细语；或者他们一个字也不说，我却喜欢大声欢唱；有些事情我就是知道，他们却非得要用放大镜找出千万个证据才能明白。

克拉利萨·品卡罗·埃斯蒂斯说：“不用怀疑了，这是‘误置的受精卵’并发症。”

这个病症从哪里来呢？

就在某天晚上，受精卵精灵在我们老家上方飞翔，篮子里装着的小受精卵兴奋地蹦蹦跳跳。

是的，我们原本是要被送到可以了解我们的双亲那里，但是不幸的事情发生了：

受精卵精灵在路上碰到了乱流——天啊！代表我们的小受精卵宝宝从篮子里掉了出来，滚进错误的家庭里。我们一路折腾就是为了滚进不属于我们的家庭里。

这不是我的家庭，我的家庭还在遥远的某处。

那个令我喜爱的某某先生、太太才是我真正的父母。

是吧！本来该是这样的吧？如果一切都只是那“误置的受精卵”的错就好了，那么我们就可以向精灵祈求：下辈子，请别再将我送错。

为何不愿意接受现实

我们过度努力与人竞争，
往往是因为害怕自己不够独特，
最终被人取代。

很多时候，某些不如意的事发生，但我们不愿意接受这些现实：

我所爱的人，爱上了别人。我们拉扯着，几乎哀求着，不想他离开，不愿接受他爱上别人的事实。

我参加一场比赛，也许没想过会表现出色，但那些上榜的人却偏偏是我觉得毫无实力的人。我不愿接受自己居然输给他们的事实。

我信誓旦旦要取得一个职位，但老板把那个工作交付给别人。我觉得不可思议、不公平，甚至觉得内情诡异，不愿接受这样的事情发生。

面对这些“不愿接受”的感觉，一开始可能会否认事情的发生，打从心底不相信，感觉像做梦，然后开始感到愤怒，就像有人把自己的心扒开一样，我们感到困惑，接着使劲对抗这一切，挣扎、竞争、搏斗，不断地想要逆转这种结果。直到发现无力回天，这就是现实！于是为不如意的现实感到悲伤。这是“全能感”幻灭的巨大悲伤，我们需要哀悼：自己无法万能地掌控现实世界，就像童年时，父母也无法万能地掌控现实世界一样。

父母是最早让我们幻灭的人

试着把自己缩小，想象一下年幼时的自己。那是一种很渺小的感觉——肌肉不像现在这么有力，身高无法拉长到想要的高度，我们的所知有限。仰赖父母，可以弥补我们肌肉的力量、拉高我们的视野、增长我们的知识。父母在我们心里好像无所不能：一个坏掉的熊娃娃，经过父母的手，居然重新唱起歌来（长大后才知道，其实只是换个电池而已）。我们太惊讶、太赞叹了，从没想过哪些事情是父母办不到的。

直到某一天，我们无意中发现父母能力有限。比如已经计划好要出外远游，却赶上台风天，不得不取消。我们忍不住抗议，发起脾气："我要去，我要去，我就是要去！"

"台风天呀！你看窗外，风雨好大。"父母摇摇头说。

"我不管，我不管，我就是要去。"

"爸爸妈妈不可能让台风停下来。"

不管我们怎么哭求，自然的力量远远胜过父母。于是，我们的人生开始经历幻灭——"全能感"的幻灭，父母万能的幻灭，然后理解这世界上有些事情，是我们永远都无法控制的。

然而，这种悲伤、具有创伤的理解，对我们成长极为重要。在幻灭感中调适心情，以及学习接受无法控制，是挫折忍受力的来源，逐步形成我们成年后的抗压力。

面对"不完美的父母生下了不完美的我们"

童年时期"全能感"幻灭的经历是种煎熬。我们得面对父母并非全能、并非完美，这意味着这样不完美的父母所生下的我们，也同样并非全能、并非完美。对此，我们感受到的情绪可能比实际发生的事件来得强烈，并且面临心理上的哀悼——哀悼不完美的自己。

如果够幸运，进行这种哀悼时，父母可能会静静地拥抱我们。但有些时候，父母也可能露出厌烦、无法理解的表情说："哭什么哭啊！这有什么好哭的？"或者再补上一句，"这样很没有用！"还有些时候，可能会遇上过度惊慌的父母，面对我们的哀悼显得不知所措，或者反应过度："都是台风爷爷不好！坏台风、臭台风！"父母勉强自己顺应我们的要求，尽可能不让我们感受到挫折悲伤，所以东西坏了，就帮我们买新的（并且坚持买到一模一样的），但也让我们失去从幻灭中学习挫折忍受力的机会。

不管是厌烦的、轻视的、无法理解我们的父母，还是过度顺从我们的父母，都很难让年幼的我们好好学习哀悼这种失能的感觉。成年后面对幻灭的处境时，我们就会变得难以忍受，也不愿接受那些无力改变的现实。

拥抱脆弱无能的自己

许多人遇上这种无力改变又不愿接受的现实时，第一时间会想要催眠自己"接受它"。可能会用一种近乎自我虐待的方式告诉自己：不要再想了，事情已然无望，摧毁自己仍抱一丝希望的心情。事实上，当我们越要催眠自己事情无望时，心里越是偷偷抱着期望。

心理学上有一个“矛盾意象”的说法，意思是说：越想要达成某个目标，越不能强迫自己达成那个目标。也就是说，越不想失眠，就越不能强迫自己睡觉，反而要告诉自己别睡觉；当我们不勉强自己睡觉，而起来做些别的事情时，却反而可能打起瞌睡，不知不觉就睡着了。这就是“矛盾意象”的力量：当我们花太多力气阻止自己去想，那件事情反而对我们更加重要。所以，要让自己沉浸在一种相反的状态里。例如，困扰于失眠，反过来就要快乐地不眠。

同样地，与其强迫自己不要去想那些已然无望的现实，不如好好体会我们究竟有多么无法接受现实：

我爱的人要离开，心里到底有多痛苦？这些痛苦真的来自他的离开吗？

我输了一场比赛，心里到底有多难过？难道这场比赛真的有那么重要吗？

我失去了一个职位，心里到底有多伤心？难道我真的那么笃定这个职位属于我吗？

然后会慢慢发现，伤痛背后其实还藏着更深的失落——人生无法掌控的脆弱感。与父母相比、与他人相比、与社会相比、与世界相比、与自然相比，我们显得太过渺小。

终究，我们需要接受的不是现实本身，而是如此脆弱、无能的自己。

拥抱自己的脆弱与无能，我们的心也就得到滋养，且愿意长大了。

为何总是看别人不顺眼

我同意我的父母，
以他们本来的面貌。
我同意我自己，
以我本来的面貌。
因为现在的我，
已经是所有可能中最好的组合。
——海灵格

当我们发现父母的能力有限，自己的能力有限，这种幻灭的感觉有时也会像失控的列车，全速驶进我们的生命里。

于是我们变得挑剔，变得容易看到别人的不完美，但这些看人不顺眼的地方，却也可能是我们打算从自己身上切割出去的一部分，我们要从脆弱不完美的自己身上割舍出去的一部分……

童年的脆弱，形成长大后信奉的真理

上天不只让我们进入不同的家庭，放在不同的手足位置上，也帮我们编造一个出生的故事。然而，这些出生的故事，有时却带给我们一些无法弥补的遗憾。

一位女性朋友Ding，打扮非常古典美丽，性格却像个豪爽的大姐头，很会和男性朋友打交道。朋友们都非常喜欢她这种融合男女性格的中性特质。

可是Ding却说："其实我真的看男人很不顺眼，只要和他们相处，就忍不住觉得他们很自私、很爱剥削别人，非常讨厌。"原来，Ding是抱着"男人是自私鬼"的想法——一边对男人不屑，一边看男人脸色——学习与男人相处的社交技巧。可是Ding又常常对他们感到愤怒："我到底为什么要这样让着这些男人？"

大家听到Ding这么说，都觉得惊讶。在别人眼里，Ding是个美丽又有能力的女性，相信她周围的男性既不会也不敢剥削她。

每一个想法启动的背后，都有一段故事的联结。即使是不合理的想法，也有一个想象或真实的故事。

原来Ding有一个双胞胎弟弟，在母亲生产时夭折了。

因为这件事，Ding从小就被长辈们说："你看看，就是因为你在肚子里抢了弟弟的养分，把养分都吃光了，所以他就不能活了。"这个故事Ding从小听到大，觉得又恐惧又悲伤：原来我是一个会剥削别人的人，我的自私会害死男人！

所以，Ding 对男人总是非常谦让。她不让丈夫做任何家务，自己不只洗衣打扫样样包揽，还烧得一手好菜。久而久之，她真的把自己的丈夫"训练"成一个自私鬼（这样就不会有人觉得她自私了）。每当自己的工作与丈夫的工作相冲突时，Ding 总是先放下自己的需要（这是一种害怕成为自私鬼的转化心理），可是她心里又常常对丈夫感到不满："我为什么老是让你当大爷？你这个自私鬼！"

"你丈夫又不是你弟弟，他根本不需要你这样照顾他吧？你干吗用你的能干把他变得这么无能？"听完这段故事，有位男性朋友忍不住说话了。

是啊！Ding，你丈夫不是你弟弟；你周围的男性，也不是你弟弟。

听了这句话，Ding 的心里萌生一个新的逻辑观点：也许是我自己不想成为自私鬼，才总是想象别人都是自私鬼；也许我会那么讨厌自私的人，是因为我打从心底觉得自己才是世界上最可恶的自私鬼。

那出生时悲伤的故事，让Ding如此害怕成为家族中口耳相传的那个失控吸取养分，最后害死双胞胎弟弟的大婴儿。

别让父母的遗憾成为被扭曲的真理

出生的故事在我们小时候，只能靠父母、亲戚的传输，被动地接收到我们心里。这些出生故事的叙说方式中，包含有长辈们放下及还未放下的人生诠释，但听在幼小的我们心里，它却成了真理。

我听说，那天Ding回去后，把自己关在房间一个人哭了很久。像是一种哀悼，不知道是在哀悼过世的弟弟，还是哀悼一直以来都活在弟弟的阴影里不愿意自私的自己。

我还听说，Ding在房间哭泣的时候，她丈夫做了一件过去不曾做过的事情：主动去洗衣服，还帮Ding买了晚餐（这真是一个推翻“男人是自私鬼”的举动啊）。

后来，Ding看了很多过去自己和父母合影的照片。不知是否因为照片是黑白的关系，母亲的脸庞看起来有种淡淡的哀伤。她注意到母亲一手抓着她，另外一只手仿佛腾空在抓什么，她再次想起自己的双胞胎弟弟。已经为人母的Ding终于深刻了解，怀胎十月却未能生下孩子的遗憾。

易地而处，如果我们是当年的母亲，有多少把握能在这样的遗憾下，欢欣鼓舞地迎接另一个存活的孩子？又有多少把握能让自己只说好话，只谈爱？

虽然，我们无法回到当年的时空背景，但起码可以尝试理解：当年被如何对待，并不是因为自己不好，而是父母带着他们的遗憾与伤痕，所以也只有能力如此对待。就像那句常用来开玩笑的老话：如果可以当警察，谁想要当小偷？如果可以认真当个好父母，谁想真的带给孩子创伤？

如果已经理解父母的遗憾，就不要过度诠释，把父母的遗憾强加在自己身上。那不是我们该承担的。我们要为幼年时期不当的“真理”，找到重新诠释的空间。我们要面对：当年的父母，也许是在一种脆弱无力的状况下，才制造出这样不合逻辑的“真理”。

当我们愿意同理当年脆弱的父母，也就认同了无法选择出生故事的自己。

我们是独特而有力量的，在每一段独特的出生故事里。

Test 3　勇敢向父母抗争：把父母的责任还给他们

下面几种情况通常是我们从小伴着长大，也是现实中父母所带给我们的伤害。请勾选出你觉得曾经发生在自己身上的情况。如果项目中没有，你也可以自行发挥，写下你觉得父母对你的不当对待。

□ 看不起我

□ 忽视我的存在

□ 对我大吼大叫

□ 辱骂我

□ 让我觉得自己没有价值

□ 生活不快乐

□ 对我使用不当的暴力

□ 酗酒或滥用药物

□ 常常争吵，解决不了自己的婚姻问题

□ 常常和亲友吵架，解决不了家族问题

□ 其他______

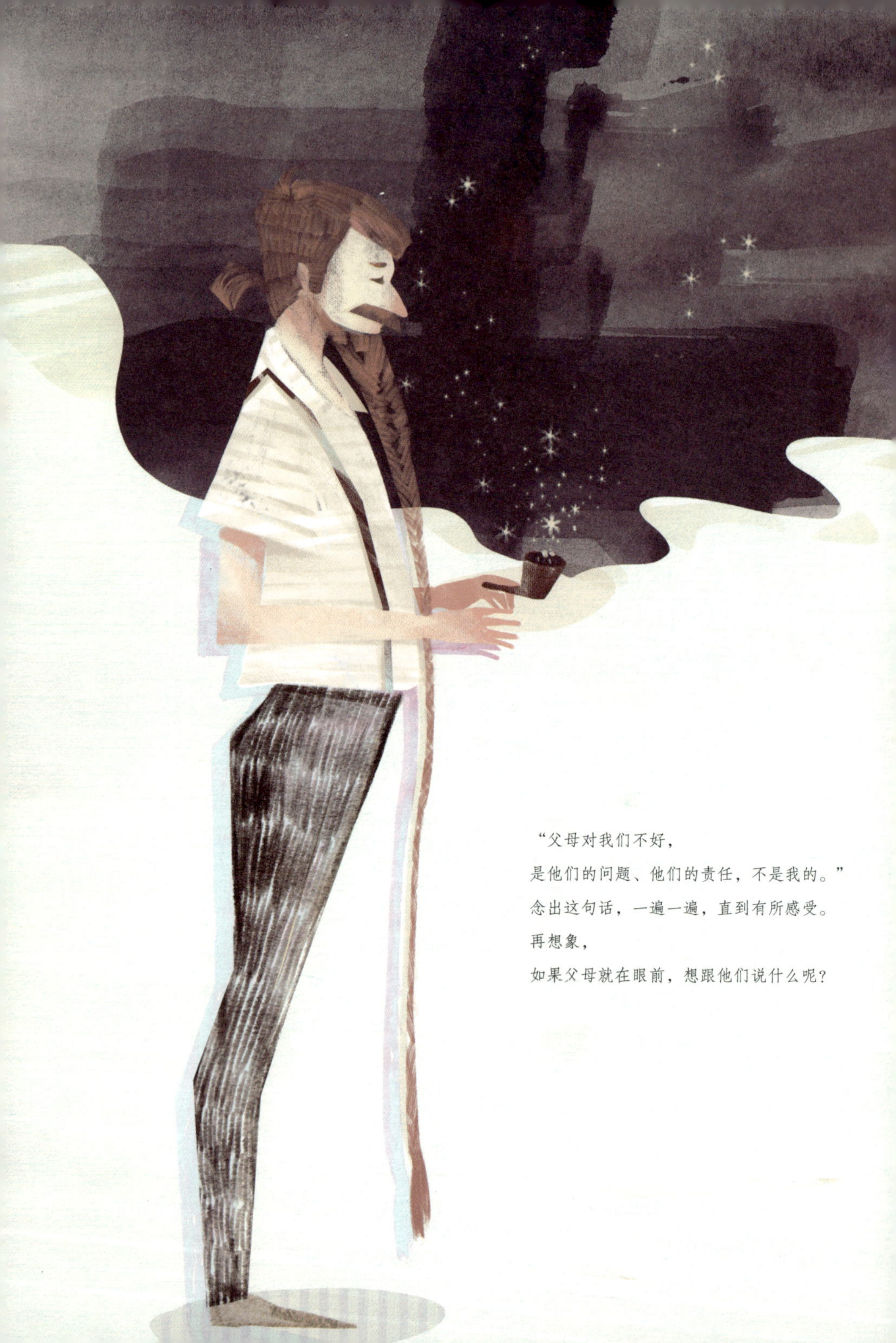

“父母对我们不好，
是他们的问题、他们的责任，不是我的。”
念出这句话，一遍一遍，直到有所感受。
再想象，
如果父母就在眼前，想跟他们说什么呢？

为何无法控制地依赖别人

一旦知道世界有多大，
就会了解自己在关系中受过的痛苦，
根本是“咖啡杯里的风暴”。
只要离开杯子，
连狂风暴雨都会变成微风。
——《被讨厌的勇气》

“依赖”是另一个和全能感相关的主题。但要进入“依赖”的话题之前，要先更深入地思考：潜藏在“依赖”里的元素是什么？通常，是指一个可以让我们依存而仰赖着的对象。我们是否想过，为什么是这个或这些对象？我们通常不是一遇到人就想依赖对方，而是某些人引发我们想依赖的感觉。但为什么偏偏是这些人，让我们感觉可以依赖呢?

这里藏着“理想化”的想象关系——依赖他人，是为了补足内心的失能感。

依赖，带来理想化的错觉

先从一般人际关系的进程来看。我们和原本无关、零接触的人，因为知晓对方的存在，而开始产生第一印象，展开初步的接触和感受；接着有一些短暂的互动、粗浅的谈话，发现彼此的品位嗜好，决定是否继续相处往来；然后，可能有一些机缘、一些刻意的营造，开始更频繁地互动，于是产生相互影响力，受到彼此情绪的感染，因而形成一个相互依赖的过程。

所以，依赖的过程理应经过一段长时间的相处与了解，因为习惯周围有这些人存在而逐渐依赖他们。但也有另外一种状况，刚到一个新环境，刚认识某些人，因为某些迅速发展的因素，立即产生想要依赖某些人的欲望。

这种依赖往往来得相当诡异，可能就是一瞬间，好像突然被理解的感觉，以致我们深深觉得，眼前此人补上了我们的心灵缺口，让他显得如此与众不同。或者，依赖的欲望又在我们好像要和某人分开时显得特别浓厚，发现自己不能没有眼前这个人。于是这种感觉渐渐被自己扩大，我们不断寻找证据，证明这个人可靠而值得，慢慢变得难以离开这种依赖。

但请注意，也许真正难以离开的是这种“感觉”，而不是这个“人”。因为依赖的感觉往往会让我们理想化这个人，也理想化这段关系。就如同我们小时候会理想化父母，想象他们如此全能而充满神秘的力量。当对父母的依赖转移到他人身上，也同时带来人际关系中许多理想化的错觉。

有一对男女的故事：

一位36岁的男士，从33岁那年和小他三岁的女友交往，两人同居。他热衷于工作，花很多时间经营事业，家里大小事全靠女友打理。女友会记得每一个纪念日，记得他父母的生日，帮他送礼物回家，提醒他定期打电话回家问候家人。在女友身边，他可以毫无后顾之忧地专心当那个事业成功的大男人。

直到某天，女友拿出一张黑白B超照片，照片上是刚满七周、刚有心跳的宝宝。

“这孩子不是你的。”女友抢先一步回答了他的困惑，“我要和别的男人结婚了。我们分手吧！”

“为什么？”他问女友，“我们明明这么契合，我们过得这么美好。”

“那是对你而言的美好。”女友说，“我过得很痛苦。你根本没有把心思放在我身上，你还不如找个用人吧！”

女友临走前，他仍然喃喃自语：“你不可能离开我，你不可能会离开我的。你最爱的人一定是我，你一定是被逼的……”

女友离开后，彻底躲了起来，让他找不到。他开始借酒消愁，事业一蹶不振。

另一位33岁的女性，从30岁那年和大她三岁的男友交往，两人同居。男友热衷于工作，家里大小事全靠她打理，包括问候男友家人、逢年过节送礼。

一开始，她对这种“做成功男人背后的女人”的生活甘之如饴。她喜爱看男友认真工作的背影，但他们的交流时间越来越少。男友时常在外面开会、应酬，甚至独自到世界各地去出差，而她老是一个人孤孤单单。

于是，她决定重回职场工作，不要再过这种如同被包养般的生活。但是重回工作岗位后，她相当不安。上班第一天，一个人躲在茶水间捧着一杯热水，双手微微颤抖。一位与她年龄相仿的男同事恰巧走了进来。“哎，你不是那个新人吗？”男同事热络地打招呼，“你还好吗？第一天上班应该有点紧张吧？”他露齿一笑，“我当初也是，久了你就会发现，老板只是烦人而已，没有实际的威胁性。”他又顺手打开洗手槽上的柜子，重新泡了杯热茶递给她：“喝这个吧！专门对抗烦人和紧张。”

女生接过那杯热茶，心里一阵温暖，眼眶湿润，感觉好久没有被人这样关注了。

后来，她和男同事越走越近，开始交往。三个月后，两人居然有了爱的结晶。她拿着刚有心跳的宝宝的B超照片，向男友提出分手，然后彻底从男友的世界消失。她相信自己从此会得到幸福。

你也许发现了，这两段不同角度的故事，其实是同一对情人分手的故事。

依赖，是为了摆脱童年时期的无力感

一般来说，倘若从“失去后才懂得珍惜”的角度来解释，我们会认为36岁的男士可能在分手后才发现自己多么爱这个女人。但从心理历程的角度来看，我却看到这位男士是“突然”对女友产生了巨大的依赖感（以往都只是“行为”上的依赖，而不是“感受”上的依赖）。我们可以想象，他是如何在酒精中一次又一次地播放

“我和她这么般配，她这么好，我怎么让她走了”的内在声音。恕我直言，这不是什么“失去后才懂得珍惜”，这是一种失去后才迅速膨胀的“理想化情结”。

在这么短的时间之内，从一个职场上意气风发的男人，变成终日借酒浇愁的酒鬼，背后的故事是什么？原来，这位男士的父亲是一位不事生产的酒鬼，母亲从小就把期望放在他身上。他从没有用正眼瞧过父亲，只是忙着在母亲的照料下开展自己的人生。果然，母亲无微不至地付出，让他考上好大学，获得好工作，并且找到如同母亲一样可以好好照料他的女友。

当女友像母亲一样待在他身边时，他很自然地将所有心力放在外面，以为这段关系如同他与母亲之间的一般巩固。后来女友说要离开，他根本无法理解也无法接受。酗酒的背后，其实只有一个再简单不过的道理：当年那个酗酒又一事无成的父亲，都能获得母亲如此贤惠的付出，那么事业上这么成功的自己，怎么可能换来贤惠女友的背叛呢？

想要理解男士的困惑，也得看看女友的家庭故事。

女生的父亲是一个如同她男友般成天在外为事业忙碌的男人。所以不难想象，童年如此的女生，长大自然容易被这类型的男人吸引，于是她很快就与这位工作狂般的男人陷入情网中。可是，与这样的男人交往越久，就越觉得孤单。那种孤单，很像年幼时，父亲老是不在家的孤单。她常常会接到父亲从外地打来的电话，但往往只是一句："我今天要很晚才回家"或"我今天不能回家"。父亲再成功、再优秀，终究是一个老是在外奔波，剩妻女独自在家的男人！她多么希望，就算只有几次也好，父亲出门时能带着她，让她感受外面世界的新奇与美好。

女生和男友交往的过程中，总觉得心里有一种守着成功男人却如同笼中鸟般的空洞。当她进入新的工作环境，遇到男同事的第一天，对方不过是一句不经意的问候，却仿佛很快填补了这个空洞，让她迅速掉入另一个爱情世界里。这一次，她想要超越自己原生家庭的孤单经验。

面对依赖的真相，找出未被满足的渴求

童年时期无力掌控的事物——那些还无法消化、父母的不完美所带给我们的无能感觉，我们总是不自觉地想在成年时期超越它。于是我们在人际关系中、伴侣关系中，寻找一个能帮我们早年失落经验画下美好句点的人。

我们忍不住去理想化自己喜爱的人，把理想投射在这些人身上，宁愿不要看到他们真实的样子，也要窝在自己的想象中安全度

日。直到有一天，我们发现依赖的真相：看见每段被我们依赖着的关系中，也许都联结着一种生命中未满足、未消化的需要。我们这才了解：依赖不是为了告诉我们离不开谁、不能没有谁，而是为了认识自己内在真正的渴求。

那是一种童年时期未被满足的渴求。

为何会自我感觉良好

自恋，
是一个在所有社会层级都相当普遍的疾患。
——格雷戈里·汉莫顿

“真是自我感觉太良好了！”有些时候，我们会这么形容别人，或是被别人这么形容，并且视这种“自我感觉良好”为自恋，或者是一种完美主义，在心里嘲笑别人，等着看他们出糗。甚至有时候，我们会因为自己的“自我感觉良好”感到烦恼。

“自我感觉良好”也是与父母情结相关的经验，是关于童年时期全能感幻灭的补偿心理。

无能的恐惧让人穿上自恋的盔甲

在婚姻咨询中，一位妻子抱怨她刚步入中年的丈夫有“自我感觉良好”的症状，他总是被自大的想法占据着，渴望成为别人关注的焦点，一遍又一遍地宣扬自己的完美。只要与人争吵，一定都是别人的错，绝不是自己的错。

妻子说：

“在他身边，我常常觉得自己像个笨蛋。他让我觉得自己穿衣服没品位、脑袋里没知识、做人处事也不够机灵。我好像一无是处。”

听妻子这么说，丈夫很快响应：

“那你就应该想办法改进啊！不要老是这样抱怨。我是为你好。”

面对自我感觉良好的人，我们常常很难同理他们的想法，但又感觉自己愚蠢地被他们操纵。

“所以我也觉得很困扰啊！完全不知道怎么跟我妻子沟通。”听到妻子的抱怨，丈夫也很无奈。

当我们被人批评为自恋时，感觉也不太好受，因为打从心底觉得自己本来就是如此完美，怎么能叫作“自我感觉良好”呢？这种“良好”原本就是事实啊！是别人出于嫉妒，才无法理解吧？

不忍这对夫妻再在这种罗生门[1]的思维中打转、拉锯，我邀请丈夫说说他童年时期的回忆——父母是什么样的人——从这里一定找得到性格的源头。

丈夫的父亲是一名飞行指挥官，相当忙碌，长时间在营，很少有时间回家。母亲嫁给父亲后就辞去工作，成为“进得了厨房，但出不了厅堂”的家庭主妇。唯有父亲休假回来时，才能看到母亲脸上涂抹着雪白的粉底与鲜艳的口红，为的是遮去平日在厨房油烟中逐渐老去的脸庞。

但帅气的父亲早就被外面年轻貌美的女军官给拐走了。父母离婚后，孩子跟随着母亲。他的世界变成只能和一个无力挽回婚姻的弃妇相依为命。他永远记得五岁那年，父亲离开家后，留下一顶飞行用的帽子。有一天，他戴着这顶飞行帽，身披毯子充当红色披风，在家里奔跑尖叫：“超人！超人！我是飞行超人！”刚离婚的母亲在一旁微笑看着说：“你这样好像你爸爸。”

“我不是爸爸，我是超人。我是真正的超人。”他跑到母亲面前，很认真地纠正。

“我妈那个样子真是没用啊！明明就是一个抛弃她的男人，还

---

[1] 罗生门：出自日语，现在通常指当事人各执一词，分别按照对自己有利的方式进行表述证明或编织谎言，最终使得事实真相扑朔迷离，难以水落石出。

这样痴痴迷恋着他。”讲起这段往事，丈夫脸上露出鄙视的表情，“如果想要留住老公，早该知道要维持自己的美丽和智慧。女人可以老，但不能成为黄脸婆。”口气仿佛是教训母亲的长辈。

“你看看你看看，你这种口气，和你爸有什么两样？”妻子说。

“谁跟他一样？我比他厉害多了。”丈夫完完全全不认同，就像当年否认戴着飞行帽的自己与父亲相像一样，言语中透露着自己比父亲高出一截。

“你为什么在别人说起你像父亲时，都这么激动呢？”我从这对夫妻的谈话中，提出让我印象最深刻的疑问。

只见丈夫握紧拳头说：“谁跟他像啊！那个烂人！”

之后好几次谈话，我们都在讨论“父亲那个烂人”这件事。依照咨询经验，我深深理解：生气背后，总带着失落，所以在痛骂出口后，总会伴随深深的哀伤。

经过两个月的对话，丈夫终于说出心底最深的哀伤：五岁的他，将眼神从母亲温暖的怀抱中望向帅气又神采奕奕的父亲，父亲是他生命中最重要的学习楷模。但父亲离开那天，他再怎么哭求，都和母亲一样无力挽留这个潇洒的男人。于是，每当他在镜中看到年岁渐长、越来越像父亲的自己，为了摆脱五岁时的无能感，他必须比父亲更强，并且阻止旁人如同当年的母亲和自己一般无能。

挑剔别人的背后，隐藏着脆弱与害怕

“挑剔的背后，是一种害怕失去的爱！”理解到这一层，这位中年帅气的丈夫终于感性地对妻子说。他是怕妻子有一天会变得像他母亲一样无能，而失去完美的丈夫。

自恋是一种保护脆弱自我的盔甲。自我感觉良好之所以会扭曲得令人无法理解，是因为那背后充满渺小、无能与不足的恐惧。如果我们自己，或者身边重要的人，正是自我感觉良好的人，请面对年幼时在父母面前如此无能的感觉吧！我们终将发现，活在自我完美的假象里，也许比承认自己无能更辛苦。

我们可以对父母的无能生气，可以对自己的无能生气，却不能不感谢这样的无能感，创造了我们今日所拥有的能力。

那是一种为了超越无能而努力的韧性。

Test 4 照顾内在小孩：对曾经脆弱的自己说话

在先前的练习中，我们一同回顾了许多在家庭中承受过的经验。倘若那个童年的自己就在你面前，你会怎么描述他（可以拿出童年时期的照片看一看）？另外，也请你对他说说话。下列的话语仅供参考，你可以自由地在横线上写下想说的话，或者另外写一封信给童年的自己。

亲爱的______，

我好久没有看到你了。

我记忆中的你，总是______。

我已经了解，你在家里曾经历过许多不好的事，

我真的很替你难过，

我听说你父母______，我知道你非常______，

我也和你有过类似的经验。

我想你和我一样相信那是自己的错，

但事实上不是那样的，

你是个好孩子，

没有人有权利那样对你。

你的父母会那样对你，是因为他们______。

请你记得，不管遇到什么事情，你还有我。

一个更有能力的我，在这里陪伴你长大。

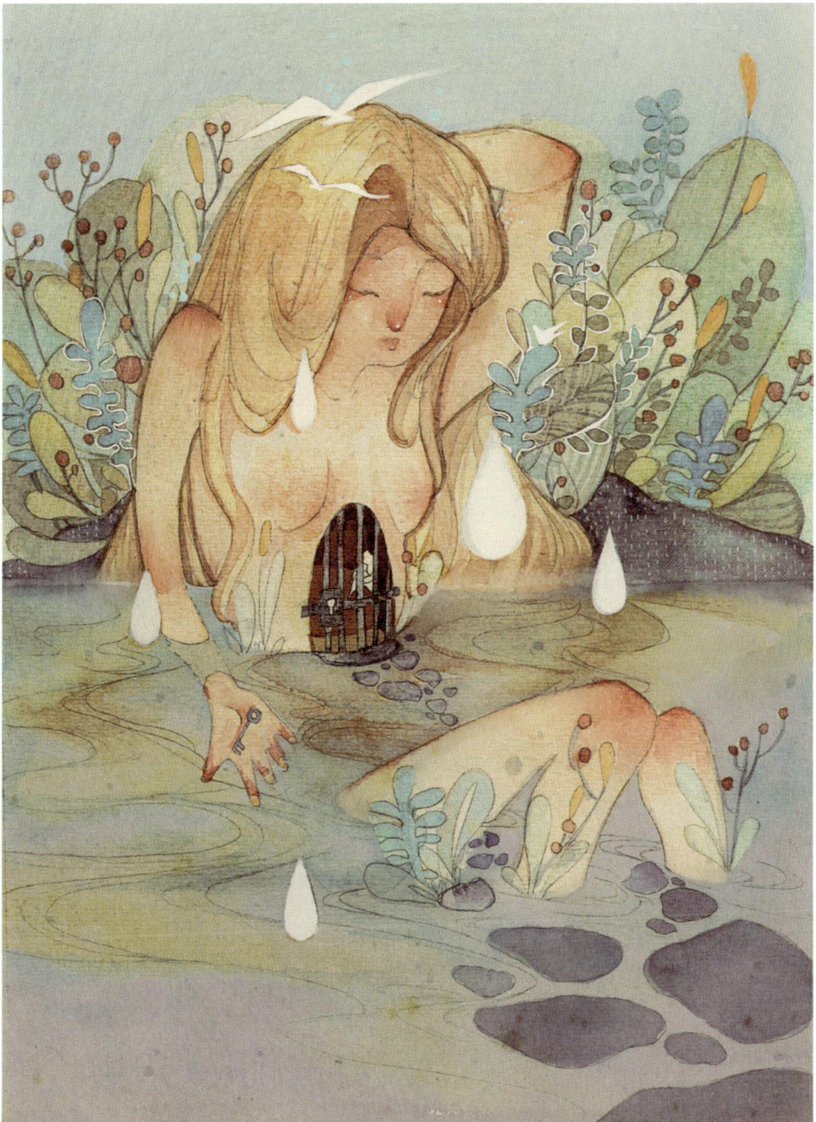

承担“自主”的代价

仆人与白蛇

莫瑞·史丹在《英雄之旅：个体化原则概论》中提到这样一个故事：

一个在皇宫忠心侍奉国王的仆人，每天的工作是帮国王送上一道神秘的食物。每当厨师烹煮完这道食物后，总会先盖上银色的大锅盖，再交由仆人送去。仆人每天穿梭奔走在皇宫的走廊上，却从不知道锅盖下盛的是什么。有一天，仆人终于忍不住好奇，打开了锅盖，发现神秘食物居然是一条白蛇！仆人更好奇了，切下一小块蛇肉，放进嘴里品尝。神奇的事情发生了，吃了白蛇肉的仆人居然听得懂动物说的话。

有一天，皇后的金戒指不见了，国王怀疑是这位忠心的仆人偷走了。国王告诉仆人，如果一天之内没有找出犯人，就要将仆人处死。仆人烦恼极了，却突然听见溪边有两只鸭子在讲话，其中一只鸭子说：“哎哟，我的肚子好痛啊！我不小心吞了皇后的金戒指。”仆人一听，赶紧把鸭子抓了起来，交给厨师开膛剖肚，果然在里头找到了皇后的金戒指。

国王很后悔自己误会了忠心耿耿的仆人，他告诉仆人，要给他一个职位，不管他想当大官还是做大事，都会实现他的愿望。仆人摇摇头，说只想要一匹马、一点钱，以及出宫冒险的自由。国王答应了。仆人就这样带着马和钱，踏上了自己的冒险之旅。

这个故事告诉我们：当我们因为一点天真、一点好奇而采取一点行动，这种“突然间想要知道”的欲望，可能引发内在的解放或未知的灾难，但也将开启我们生命中全新的旅程。

为何对小事缺乏胆量

父母的奖励塑造了孩子的理想，
父母的惩罚铸成了孩子的良心。
——弗洛伊德

“我觉得自己应该是相当坚强的人，但有些时候却没有胆量去做一些小事。”在我的工作中，常常听到人们提出这样的心声。

有时，就在某一瞬间，会有人“邀请”我们去做一件想到都会觉得有些兴奋的事，但我们犹豫不决、不敢答应又不想拒绝，心里纠结着，怕错过会感到惆怅。

我们没有勇气痛痛快快地放松自己，简简单单地听从内在的声音。这是属于自主性的第一个问题：我们过度顺应别人，不敢面对心底真实的声音。

当“该不该”的思维盖过“想不想”的声音

我去北京参加精神分析训练时，小组同伴总会在训练之行中抽出一天晚上外出聚会。我们私下称之为“crazy night”（疯狂之夜），当成一种助人工作者自我照顾的行程。

某次的“crazy night”，同伴里一位大姐带了一整包烟，几个男孩女孩（在“crazy night”，请容我用“孩子”来尊称这群平均年龄早已过40岁的成年人）就这样聚在一起点燃香烟。

“喂！你也来吧！”有人顺手拿了一根烟给我，我用双指夹在手里，心底浮现出一种既兴奋又惶恐的矛盾（因为我从未抽过香烟）。于是，我拍下手持香烟的画面，传了讯息给朋友——像是青春期叛逆成功的骄傲，却又忍不住问别人：“喂，你觉得我该抽一口吗？”

一发出讯息，我就对这个举动感到好笑。对一个成年人来说，这种小事似乎不是“该不该”的道德问题，而是“想不想”的意愿问题。但在兴奋与惶恐的夹攻下，好像顿时令人很难仔细思考：我“想不想”做这件事？

这种出现于成年阶段，“想不想如此”及“该不该如此”的情感与思维争战，背后潜藏着童年时期父母对我们日常生活要求的“禁止讯息”。我们对于父母台面上与台面下所颁布“禁令”的看法，影响着成年后的行事风格和价值观，遇上那些勾动我们回忆起父母禁令的事情时（通常都是一些生活小事），往往会变得不够客观，也不够有魄力。

“该不该”的背后，是一连串的禁止讯息

先来看这个女孩的童年故事。

女孩是独生女，在母亲眼里，是个非常乖巧的孩子。上小学之前，因为父亲工作繁忙，时常不在家，在女孩的现实世界与心理世界，几乎都是与母亲相依为命。

上小学的第一天，女孩一踏进校园，就被偌大的操场和雄伟的校舍吸引，打从心底发出大开眼界的惊叹。这是一所大学校，一个年级有16个班，每班有60个人，这对鲜少和同龄孩子相处的女孩而言，真是一件令人兴奋的大事。她迫不及待地想在这样的环境里和所有人交朋友。

上学第一天，女孩果然如愿交了不少朋友。放学时，一位扎着马尾的女同学送给女孩四瓶小香豆（装在玻璃罐里，一颗颗比绿豆

还小，五颜六色散发香气的小豆子），并且钩着女孩的手说："我们以后要当永远的好朋友。"这对从来没有拥有过姐妹的女孩而言，真是生命中最有意义的一件事了！

女孩带着四瓶小香豆冲回家，兴奋地向母亲献宝："妈！我交到好朋友了！这是她送给我的！"母亲正在厨房里忙着，回头看了一眼，皱起眉头问："你怎么可以拿别人的东西呢？拿回去还给人家。"

母亲无意间颁布了一个禁止讯息：拿别人东西是不好的行为——出自一种母亲教导孩子规矩的"善意"，但这种禁令却抵触了女孩心里的情感。对女孩来说，四瓶小香豆象征上学第一天美好的一切，代表朋友带给她的情谊与温暖，但母亲却禁止她接受这样的情感。女孩困惑着，但乖巧的性格让她不敢表露怀疑。

第二天，女孩手里握着象征友谊的小香豆出门，双脚忍不住踢动地上的小石子。当一颗石子被踢动，从水沟盖孔滚落下去时，女孩仿佛找到灵感似的跑到水沟盖边，让小香豆瞬间从手里滑落漆黑的污水中，发出"咚咚"的响声。

到了学校，女同学问女孩："你喜欢我给你的小香豆吗？"

"我好喜欢，我把小香豆放在我书桌上。"女孩说。

"真是我的好朋友。"女同学笑了，牵起女孩的手。

放学回到家里，母亲问："你把东西还给人家了吗？"

“我还给她了，我跟她说以后不用送我东西了。”女孩说。

“真是我的乖孩子。”母亲笑了，摸摸女孩的头。

只有女孩自己知道，她在丢弃四瓶小香豆的同时，也在母亲的禁止讯息中学习到另一种生存法则——善意的谎言，用来保护自己和别人的情感。

孩子从禁止讯息中发展出生存法则

女孩的故事，是一个孩子在父母的禁止讯息中求生存的故事，同时也是我的故事。我刚踏入心理咨询领域做自我分析时，这段回忆像流水一般自动从心灵深处涌现。母亲当年的无意，让我谨守与他人的边界，成年后特别不喜欢向别人借东西或拿东西。但当年的禁令，却也成为我生命中一种独特的“诱惑”，让我成年后特别喜欢送人家礼物，以及收到礼物的惊喜。朋友与伴侣间物品的交换，对我来说似乎有一种神秘的力量，我总忙着参透那些东西背后的情感和心意。坦白说，这真是件挺累人的事。

亲子磨合的过程，难免累积了大大小小的禁止讯息。当我们无力向颁布禁止讯息的人询问“为什么不行”时，无形中也就发展出一套在禁止讯息中生存的逻辑——要不就是说服自己，被禁止也没什么不好；要不就是编造谎言，蒙骗那些我们需要顺从的人。

回过头来，我们可能发现自己忙着看这个人的脸色、看那个人的脸色，把所有心力都拿去应付别人的要求和喜好，而忘了问问自己：真正想要和不想要的是什么？

把握重新解读禁止讯息的机会

虽然禁止讯息深深影响着我们，但人生至少有三次机会，可以调整和禁止讯息之间的关系。

第一次机会，大约在三岁时，开始有自己的主见和想法，开始会用语言拒绝父母、用捣蛋来抗议。父母一方面颁布禁止讯息，一方面也可能因我们的反应调整禁令和要求。

第二次机会，大约在青春期，随着性征发育和逐渐庞大的课业压力，我们可能变得古怪、沉默寡言或离经叛道，用非语言的抗议、叛逆行为促使父母听见我们的声音，调整与我们之间的互动。

倘若前两次“革命”都没有成功，我们还有第三次机会——此时此刻，在我们成年时期。我们要勇于发现那些面对小事如此兴奋又犹豫的自己：兴奋的是什么？犹豫的是什么？惶恐的是什么？害怕的又是什么？在我们心里，总有一个最真实、最贴近灵魂的声音，也许它的音量很小、力气很微弱……但它代表的是我们真实的情感。

最后，再回到我前文提到手持香烟的那个时刻。我点燃了手中的那根香烟，并且和伙伴们一起拍下叼着烟的照片。照片里，我的头抬得高高的，眼神里透露出走出童年失去四瓶小香豆的哀伤，誓死要和伙伴在一起的决心。但我终究也只是在黑暗中看着那根烟燃尽，因为心底的声音告诉我：我对抽烟实在没有兴趣，我不需要为了大家都抽而如此勉强自己。

静下来倾听，那就是来自心灵深处的声音。

为何不敢拒绝别人

人越是被称赞，
越会形成一种“自己没有能力”的信念。
因为称赞这件事是“有能力者给无能力者的评价”。
——《被讨厌的勇气》

不同于强烈的禁止与要求，阻碍我们自主性发展的，还有来自父母的“隐形攻击”。隐形攻击是一种父母加在子女身上的情感包袱，但它往往是透过柔顺的善意而生，我们可以视之为一种软性的要求，伴随着父母诚恳的、透露着“我都是为你好”的眼神和话语，就这么一天天深植于我们内心。

很多事情，我们明明不想做，偏偏又知道自己被期待这么做，最后还是乖乖地去做。

为什么这种软性要求是隐形的攻击？因为在这种要求中，父母总是将自己居于一种弱势的位置，也许没有一点儿强硬和愤怒，但那令人不忍拒绝的“柔弱的气势”，却让人感觉不得不妥协照做。因为我们更害怕拒绝的结果会换来父母的叹息、伤心和眼泪。

“我都是为你好”是一种软性的攻击

我曾经因为“生吃鸡蛋”这件事，和一位40多岁的男士结交为好友。

我们有一个共同点：非常讨厌生鸡蛋。可是，男士的妻子总是在蘸火锅料的沙茶酱里打上一颗生蛋黄，搅拌搅拌。每次他看到妻子这个举动，虽然作呕，但也明白妻子是好意不忍拒绝，只好捏着鼻子吞下。他和妻子结婚十年，也这样吞了十年。

“我实在不敢告诉别人这件事，太丢脸了。”男士说。

我请男士集中注意力，想象着妻子在沙茶酱里搅拌生鸡蛋的画面——那个画面会让他联想到什么？（心理学上，这是一种自由联想的方法）妻子忙碌搅拌生鸡蛋的身影，让他想起自己身为职业妇女、忙碌的母亲。男士的母亲是个能干的女人。小时候，母亲每天早上赶着上班，没有太多时间给他做早餐，但为了顾及他的营养和健康，总会给他泡一杯牛奶，里头打上一颗生鸡蛋。

“那个味道很糟糕。”男士皱着眉头说。

其实我懂，因为我小时候也喝过。

我问这位男士：“难道没有尝试过跟母亲说，不喜欢喝这种东西吗？”

他不确定自己有没有明确拒绝过，可是他确定母亲一定会回答：“我都是为你好。”

就因为“我是为你好”这句话，男士每天强迫自己喝下那充满腥味的“鸡蛋牛奶”，到学校后总要先去厕所呕吐一番。当然，大多吐不出什么东西，仿佛只是想要吐出那种被束缚的闷气。

“那你真乖！我都是趁我妈不注意的时候偷偷倒掉。”我忍不住插话。

“我不忍心，因为那是‘为我好’。如果我拒绝，我妈可能会唉声叹气，偷偷掉眼泪，觉得我伤了她的心。”男士说。

叹气、掉眼泪、伤心，都是一种软性的攻击。虽然没有立即的危险可怕，但却会将我们的情感紧紧拴在某处。就像这位男士，只要看到鸡蛋，心灵深处的记忆很快会唤醒“恶心”的感受。也许鸡蛋本身不那么恶心，但当年的情感包袱却令他感到恶心。

“那你后来怎么办？”男士对我们童年一样的遭遇感到好奇。

“以前我都背着我妈把它倒掉。长大以后某一天，我跟她说，那个鸡蛋牛奶真的很难喝。”

“你妈有哭吗？”男士难以置信。

“没有。她很淡定地跟我说，其实她也觉得那牛奶应该不好喝。”

“那她还叫你喝？”男士听了很激动。

其实，连我自己听到母亲这样回答时，也忍不住很激动。

“可是她说，因为那样最方便，而且她觉得很营养，应该对我比较好。”

“那你怎么回答？”男士又问。

“我没有回答，只是下楼买了一包速溶奶粉，打了一颗生鸡蛋，拿给我妈喝喝看。”

是的，这就是我的做法。

“她有喝吗？”男士眼里突然闪现光芒。

“她喝了一口就吐出来，把它倒掉了。”每次想起那一幕，我总是有些暗自得意。在那之后，我和母亲再也没提过鸡蛋牛奶的事。

“喔——”男士的尾音拉得很长。

我们停止交谈。即使没有言语，却感觉我们仿佛一起打败了那句“我这么做都是为你好”，一同战胜了不敢放下这种情感包袱的自己。

勇于抛弃隐形的情感包袱

在昆虫世界里，有一种名字很有王者气势的飞蛾，叫作“帝王蛾”。它们的幼虫时期是在一个洞口极小的茧中度过的，等到成年需要展翅时，必须以自己娇嫩的身躯，用尽全力突破那狭小的鬼门关。许多帝王蛾在破茧时因为过不了这一关而壮烈牺牲。有些人看到这一幕，觉得于心不忍，便拿起剪刀把洞口撑大，但那些得到帮助的帝王蛾，出茧后却往往飞不起来。原来，帝王蛾的双翅需要突破狭小茧洞时的冲撞才会充血，为出茧时的振翅高飞做准备。

生命本身就是一种帝王蛾式的冲撞。不管我们的性格是内向、外向、理性、感性，内心深处总有冒险的渴望，想要奋不顾身地冲撞出属于自己的生命力量。倘若有一对看着孩子冲撞而不立刻拿出剪刀协助，而是静静等待、包容支持的父母，我们便能在尝试错误的学习中获得走出世界的力量。但有些时候，父母却悄悄地拿着一把隐形的剪刀，想为我们安排未来的道路，所以常常将“我都是为你好”挂在嘴上，让孩子在无从拒绝之下，不知不觉地背起了隐形的情感包袱。

有时候，父母以一种温柔的霸道，让我们感受到不容拒绝的软性要求。当我们被父母的情感包袱捆绑时，其实就如同生存在茧蛹里。

就像经过冲撞，才得以出茧的帝王蛾，我们的成长之道也是在学习使用恰好的力气，使出冲撞这种情感包袱的力量。最后，我们终将找到自行挣脱茧蛹的方法，找到属于自己的世界和自由。

这当然是需要付出代价的，可能会面临拒绝父母的不忍，面对父母叹气和眼泪的攻击，但总要有勇气承担。因为那些未经自我冲撞、仅受剪刀相助的帝王蛾，虽然走出茧蛹世界，却没办法真正感受到振翅飞翔的自主与自由，只能带着匍匐在低处的遗憾。

面对常常忍不住要拿着剪刀，自以为都是为我们好的父母，我们也要学习告诉他们，自己真正想要的是什么，以免这些隐形的情感包袱，变成我们和父母之间永远无法跨越的距离。

那是一种无法真正了解、靠近彼此的距离。

为何难以自我控制

赐给我勇气，
去改变可以改变的东西。

虽然童年时期过多的限制会妨碍我们的自主性发展，但缺乏限制、缺乏纪律的自由，也会让我们不知所措。这种自由，不是真正能够自我控制的自主，而是一种缺乏心理边界的恐慌。

“自由”必须搭配“自律”而生

新生代知名演员吸毒被捕，广大粉丝为之惋惜，不解为何如此优秀的年轻人要自毁前程。某电台节目搜集了这些演员的家庭背景，希望我能对这些事件提供一些父母教养方面的观点。制作单位提供的资料里写道：他的父母是很好的人，就是不太管小孩，给了他相当大的自由度。

“自由”这件事相当诡异。在存在主义心理学中，“自由”是人生的四大命题之一。自由不单单是我们想象中的那种快乐，也会为我们带来焦虑，也就是恐慌。换句话说，心理学家认为，自由其实会让人感到害怕。

从意义上来看，“自由”是一种自我支配，具有自主性。但哲学家在“自律”的意义上使用“自由”的名词，亦即“自由”是搭配“自律”而生的。所以，当我们接收来自父母所给予的自由时，也得从父母那儿习得自律的能力。

自由加自律，会为我们带来享受自我的快乐。若少了自律呢？可能就会让人活在一种缺乏边界的自我焦虑中了。

子女从家庭中的权威角色找到自由的底线

对于没有边界的焦虑，让我想起一个被安置在少年管教所的青少年。

男孩手里叼着根烟，眼神里充满对世界的轻蔑。父亲对他的犯罪行为感到惊慌，想要规劝：“你别抽烟了！对身体不好。”

“你自己在家里不也抽烟？还管我？”少年说。

“好好好，都是我不对，我以后不在家抽烟了好不好？”父亲急忙回话。

这是一个没有边界的家庭。所谓“没有边界”，意味着缺乏父子结构，无法界定对错、规范与规则。父亲轻易就妥协，颓丧地放弃手中管教少年的权力；但少年也没有好过些，他淹没在缺乏边界的包容里。

“你就不会管我一下吗？”经过数次心理辅导后，少年终于对父亲讲出这句话，“告诉我什么时候可以做什么，告诉我你不喜欢我做什么，不要让我猜！”

原来，少年的母亲早逝，父亲带着妻子过世的遗憾，对于没能给孩子一个完整的家庭感到抱歉，时时带着年幼的孩子外出工作。虽然也算是悉心照顾，但因为太心疼孩子没有母亲，父亲甚至不想也不忍给孩子任何限制。

因为这种父子互动模式，孩子在家里被赋予过大的权力，许多时候，父亲几乎是卑微地看着他的脸色过活。但事实上，孩子比谁都希望父母能像个真正的父母，因为唯有如此，才能使孩子像个正常的孩子。少年就在这种无限制的自由下，对父亲累积了许多愤怒的情感。但也因为父亲的宠溺，让他无从埋怨父亲，更无法光明正大地哀悼失去母亲。

带着说不出口的情感，14岁那年，少年用石头砸伤了一个走在路上对他说“看什么看”的年轻人，对方头部重伤，进了医院，少年进了管教所。管教所让少年感到救赎，因为终于有人严正地告诉他：什么可以做，什么不能做。

在这样的家庭中长大，虽然可能感觉到自由，但这种自由里却有一种莫名的恐慌：仿佛连自己都担心，这样的自由会带来什么后果？当我们出现这样的想法时，却又好像有一种魔力在召唤我们，去测试这种自由的底线。所以，我们常常活在“出差错”的边缘，在许多惊险的侥幸中度过。这种惊险的侥幸，可能养大我们对于刺激的胃口，带来一种成瘾般的快感：看！这样的状况我都可以没事！这世界上还有什么不行？于是我们像乘着失控的云霄飞车，任由心跳、脉搏无限扩张。直到“自由”与“自律”相撞的那一天，世界戛然而止。我们恍然发现，为何没有人告诉过我们：这样做是不行的？

成年后的边界掌握在自己手里

18岁以前，我们都曾渴望过自由。想象自己快快成年，做自己想做但父母不允许的事。仔细想想，我们会对成年充满渴望，往往是因为小时候感受到父母的限制，才开始憧憬大人世界的自由与美好。相反地，如果没有父母的限制，能不能快快长大好像就没有差别了，不是吗？

这种限制的框架让我们知道自己在哪里、可以成为怎样的人。于是，我们拥有了成为一个人的方向。这是人生必备的框架，是一种有“边界感”的框架，让我们不至于被过多的自由给淹没。

回顾我们的生命早期，建立边界感，往往需要一个权威角色的存在，而这个在家庭中的权威人士，通常是父亲。虽然有时我们会痛恨他们不苟言笑的距离感，但同时又需要适度地拥有这种对权威的恐惧，然后学习挣脱这种恐惧的束缚，产生自己的意识、思想，这是一种批判性思考的学习历程，并且在历程中逐渐形成有能力服从和挑战权威的“我”。

然而，在某些状况下，父亲也许无法行使权威与限制的功能。倘若这时候母亲或其他家人无法递补这个功能，孩子就会逐渐变成家里的“霸王”，未来也有可能变成学校和职场中的“霸王”、别人眼里的“自私鬼”。

人们虽然渴望自由，却不希望自己被看成“霸王”或“自私鬼”，所以可能会和如此看待自己的人起冲突，开始伪装自己，假装不在乎别人。但这也让我们逐渐无法看清一个事实：成年后的我们，其实已经有为自己建立边界的能力——告诉自己“什么可以做，什么不能做”的能力。

缺乏边界感的自由，在童年时期可能是种恐慌感，成年之后却可能压抑成更深层的焦虑。然而，成年后若还继续停留在缺乏边界的焦虑里，也许是藏在我们心里的孩子正通过这样折磨自己的方式，惩罚没有为他建立边界、没有好好管教他的父母。

为何不敢追梦

当我们觉察自己，
未将时间献予此生注定的工作，
或自己的真爱时，
渴望便油然而生。
——《与狼共奔的女人》

在一次公务人员的进修学习中，我和一群年过半百的男女谈起各自生命中的梦想：

“我一直想要成为一位作家，我想一边到处旅行，一边写作。”一位有两个念大学孩子的爸爸如是说。

“我好想恢复年轻时曼妙的身材，我想要穿着比基尼，走在夏威夷的沙滩上。我要吸引所有海滩男孩的目光。”一位戴着眼镜的女士充满自信地说。

“我要存钱买块田地，躺在田中央看书，很大声地唱着那卡西[1]。”一位看起来老实憨厚的大哥豪气地说。

大家掌声响起，相互鼓励着这些未来有一天要去实现、与现实生活截然不同的梦想。

我们都吸收了来自父母的梦想

问问自己：我的人生有什么未完成的梦想？我敢如此豪气、自信、骄傲地梦想着吗？我如何确定所谓的梦想真的来自我内心深处？

这些疑问，来自我很久以前认识的一个就读于高中的孩子。

这孩子有忧郁倾向，父母到处寻求专业意见，于是带着孩子前来咨询我。我回应他们：“那要先看看，你们觉得孩子在忧郁、烦恼些什么呢？”

夫妻互看一眼后，很快就十分默契地指着对方说：“都是他（她）！他（她）想要左右孩子的人生。”

原来，这对夫妻是为了孩子该选择社会组还是自然组[2]而争吵。

---

[1] 那卡西：一种来自日本的卖唱模式，卖唱者多在食店、夜总会内表演。这种模式一度在台湾非常流行。

[2] 根据台湾的教育制度，高中二年级时开始分社会组和自然组，与大陆文理分科类似。

妻子拉起孩子的手说："老师，你看，我儿子的手非常大，是不是很适合打篮球？"篮球属于体育，体育属于自然科学，所以妻子觉得孩子该念自然组。

丈夫在旁边听了，相当不以为然，不甘示弱地拉起孩子的另一只手说："老师，你仔细看，我儿子不是手大，是手指长，他其实比较适合弹钢琴。"当然，钢琴属于文科，是社会科学，所以丈夫觉得孩子该念社会组。

当我问这个孩子真正的兴趣是什么时，没想到他还真是又喜欢打篮球又喜欢弹钢琴，的确对未来拿不定主意。当父母为了念社会组还是自然组争得面红耳赤时，孩子显得更忧郁。

于是我问这对夫妻，篮球和钢琴是不是对他们有什么特别的意义。我才知道，这个争执背后是有故事的。

在妻子的原生家庭中，有一个爱喝酒的父亲，虽然不到酗酒的程度，但酒精浓度已足够和母亲吵翻天。常常是父母在外面吵，孩子躲在房间里听。隔天早上起床，父母心情都不好，她就乖乖地自己拎着书包走路去上学。上学途中，总会经过一个公园，每天一大早，总是有个不知名的父亲，带着一个小女儿，在那儿打篮球。幼年时期的妻子常常看到这一幕，心里想着：这才是父亲的样子，家里那个凶巴巴的酒鬼根本不像个父亲！

于是，妻子成长过程中一直都在找一个宽阔的臂膀、粗大的双手，如同当年篮球场上的那位父亲。讲到这儿，妻子忍不住白了丈夫一眼说："哪知找来找去，原以为自己找到一个身材高大的篮球先生，嫁给他以后，才发现他只是个爱躲在房子里听音乐的娘娘腔！"

妻子对于过去的怨恨无法消除，还要马上对身旁的人进行人身攻击。

丈夫的故事又是如何呢？丈夫描述自己的母亲是个粗鲁又大嗓门的女人，讲话不温柔，笑声也没气质。所以，年幼的丈夫觉得父亲老是以工作忙碌为借口不爱回家，其实是因为家里有个缺乏吸引力的妻子。丈夫成长到青春期时，心里老是盼望着忙碌的父亲早点回家，陪他说说情窦初开的少男情怀，但父亲依旧晚归，母亲的叨念只是让他更加孤单。但等待的夜晚，隔壁邻居处总会传来一曲钢琴声，陪伴他度过每个孤单的夜，却也造就了他人生的遗憾：他不知道这首曲子的曲名是什么！直到儿子呱呱落地，看到儿子那修长的手指，丈夫内在的盼望又被点燃：如果我儿子成为音乐家，我总可以找到那首曲子了吧！

"如果还是找不到呢？"我问。我们心理咨询师的工作，总是要帮人们回到现实。

"那就请音乐家的儿子，帮我作一首曲子吧！"丈夫叹了口气说。

于是，夹在父母中间的忧郁的孩子，就这样吸收了来自父母的梦想，而压缩了自己真实梦想的空间。

别让他人的盲目期待，压缩了自己的梦想空间

如同这个忧郁的少年，我们都无可避免地接收过来自父母内在的梦想。

有时候，他们可能用一种强硬的方式，希望我们走什么样的路；有时候，他们可能看似开明，但我们却可以从言谈中感受到他们对工作的价值观；还有些时候，即使他们很少与我们交谈，我们却总有能力从父母的眼神里，读到他们的渴望和热情来自何方……

早在18岁以前，人格塑造的黄金阶段，我们就深受父母这些价值观念的影响。我们也许会先走上一条父母梦想的路，然后慢慢参透自己真正的喜好，接着梦想退休后的自己可以做些什么。但也有可能我们把自己的人生都花在实现父母的梦想上，或者不敢去想象自己有什么梦想，生怕梦想一旦开启，就要接受不如梦想的现实。于是，我们不敢再去回想那些曾经徘徊在十字路口的抉择，害怕自己后悔：如果当时我……就好了！我们可能也不敢去想，现在的自己究竟快不快乐？是否满足？

当人失去梦想的空间，就可能变成一个工作狂，却不知自己终

日为何而忙。

画出“梦想之圆”，判断现实与梦想中的我是否相符

请在纸上画出三个圆，细探梦想的内涵。

这三个圆分别是：我父亲梦想中的我是什么样子？我母亲梦想中的我是什么样子？一个真正拥有快乐的我又是什么样子？要判断现在的我是否符合梦想中的我，有待我们画出这三个圆才能明了：哪部分是真实的我？哪部分是受父母影响的我？

就像那个夹在父母中间忧郁的孩子：音乐家的他，是父亲梦想中的他；篮球选手的他，是母亲梦想中的他。他可能对篮球和音乐都有兴趣，但他的人生绝不可能如此巧合地完全符合父母的梦想。

“是设计！我的大手是用来画设计图的。”几次与父母深入谈话后，少年双手一拍，对他的父母说。

“妈，我觉得篮球其实是一种挺野蛮的运动。”少年说。父亲在一旁窃笑点头。

“爸，我其实一点都不想帮你作曲子。”少年又说。

一家三口忍不住都笑了。

放下父母的未完之梦，圆自己的梦

我从少年和父母的故事中体会到：孩子的生活与梦想，往往夹杂着父母所投射出来的未完之梦。父母主动或被动地释放这些梦想的讯息，如滴水穿石般地影响我们。等我们回过头来，意识到某些莫名的悲伤和愤怒时，早已是一种感受到真正的自己被人侵蚀的警讯。

有些人在警讯发生时，硬生生切割掉父母的梦想，却怀抱着愧疚过日子，或者没办法打从心底肯定自己，那是因为与父母过度切割后，我们往往也觉得失去自己，失去自我肯定的来源。

有些人在警讯发生时，自觉无力改变，便将人生所有的不如意推到父母身上，终日过着心灵与行动分离的日子。

这是一种潜意识的、默默的，却让人想起来就有些生气的——我们和父母之间相互承担的宿命。

青少年时期的我们，可能会对父母的梦想生气，气这种无法贴近真实自我的努力与承担。但成年之后，请别再抱怨父母将他们的梦想强加在我们身上，因为过了20岁以后，我们早已发展出建构梦想的能力，也早已有力气离家，离开父母走上自己的梦想之路。

如果我们宁愿停留在此刻抱怨，那么，抱怨背后的真相可能是：其实是我们自己无法放下父母的梦想。当我们不愿真正放弃父母的梦想，就会让自己陷入无法真正自主的处境。

曾经，我们的自我肯定，来自父母对我们的肯定；未来，我们对自己梦想的祝福，也将出于父母的祝福。只要我们因贴近自己真实的梦想而快乐，我们的父母必然也会给予如此快乐的我们深深祝福。

在父母的内心深处，往往藏着一个说不出口的声音：他们总是盼望我们能在他们入土之后，还能幸福快乐地活着。对父母而言，我们一辈子的快乐，才是系在他们心头最重要的梦想。

Test 5 放下不属于你的遗憾：扛起属于自己的责任

请试着在下列的选项内容中选出适合你的部分，填入横线，并逐条念给自己听。同样地，你也可以自行发挥，写下你觉得自己该负的责任。

我现在已经是一个成年人了，在与父母的关系中，我有责任______。

□ 不再倚靠他们过生活

□ 告诉他们我不想被如何对待

□ 选择自己想要走的路，而不是走他们要我走的路

□ 好好处理自己的情绪，不再把自己的情感和父母绑在一起

□ 让出空间，由父母自己好好处理他们的婚姻

□ 去理解父母，而不只是怪罪他们

□ 去认识父母真实的样子

□ 诚实面对自己对父母的感受

□ 不再活在想象中的童年世界里

□ 接受“我就是出生在这样的家庭”的事实

□ 改善我对父母的不当抱怨

□ 找回属于自己的价值和信心

□ 其他______

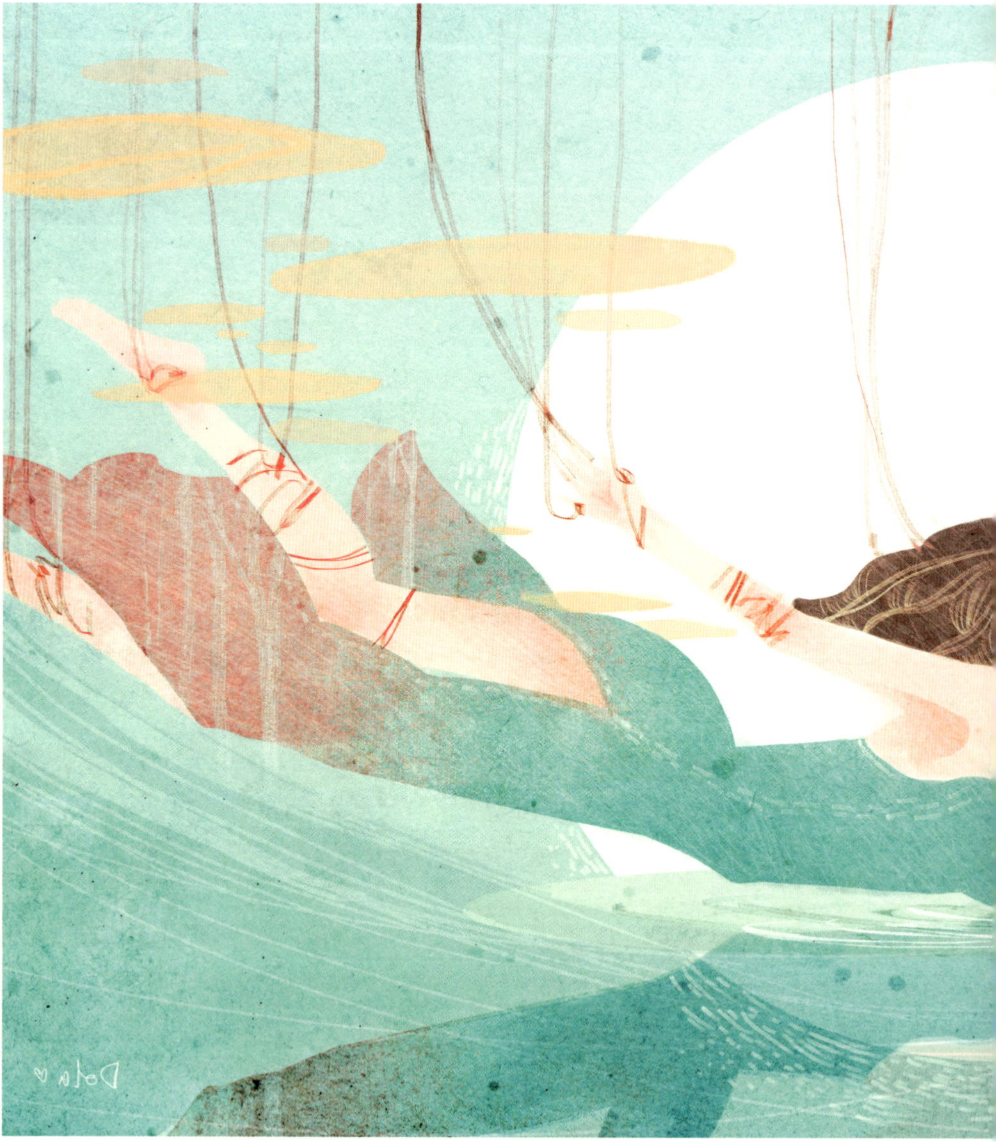

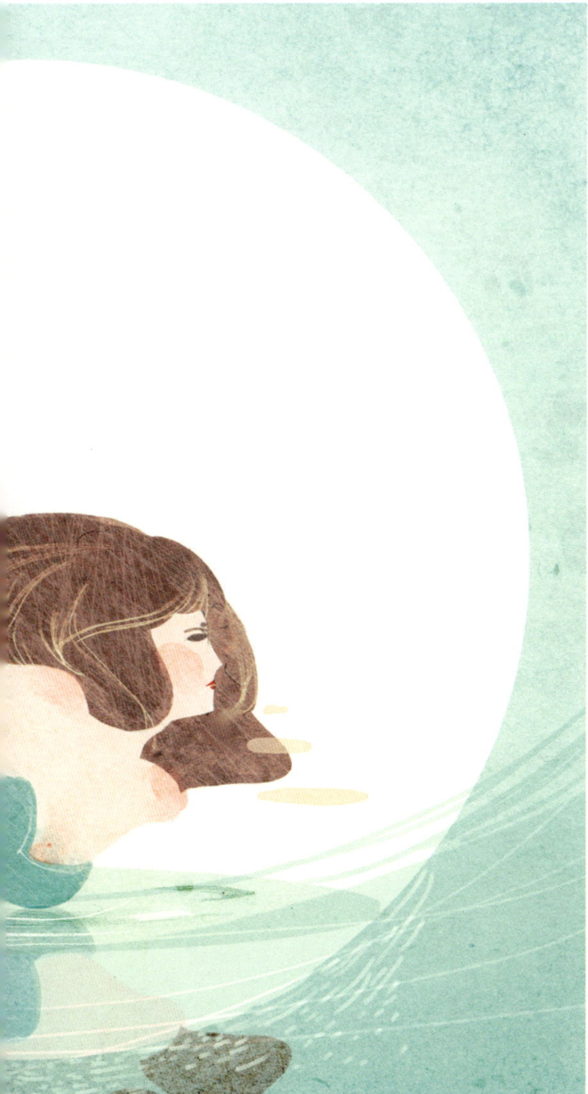

释放童年的痛苦，

不代表我们不需要扛起自己的责任。

当我们愿意承认和感受自己，

我们的内在将更加强大、有能量。

尝试找回心的力量，

最好的方法就是：

扛起父母以外的、属于自己的责任。

与心理分裂的困境共处

渔夫与骷髅女人

克拉利萨·品卡罗·埃斯蒂斯在其著作《与狼共奔的女人》中，讲了一个关于骷髅女人找到真爱的故事：

有一个女人，在很久很久以前不知道做错了什么事，被流放到深深的海底，变成一具没有灵魂的骷髅。有一天，一名渔夫来到骷髅女人住的神秘海域附近捕鱼，渔夫的钩子钩到了沉在海底的骷髅女人，骷髅女人用力挣脱，海面上的渔夫却以为捕到大鱼，拼命往上拉扯。

骷髅女人被渔夫用力拉上了海面。在脱离海面的瞬间，渔夫看到骷髅女人的样貌，吓得往岸上跑。谁知，渔夫的钩子就这样钩在骷髅女人身上，渔夫越跑，骷髅女人越被拉扯着一前一后地跟着跑，一路奔到渔夫居住的小屋。渔夫用力打开门，气喘吁吁地停了下来，骷髅女人也跟着散落在小屋里的地板上。

在昏黄的灯光下，渔夫看到这个歪七扭八的骷髅女人，心里生出了怜悯，开始细心地解开骷髅女人身上纠缠的水草，将每一块骨头小心地归位，从早到晚没有停歇，直到把最后一块骨头放好。渔夫将一件茅草衣披在完好的骷髅女人身上，便累得在床上睡去。

睡梦中，渔夫的眼睛不知为何闪着泪光，骷髅女人把嘴凑近渔夫的眼旁，大口大口将眼泪喝了下去。她又靠近渔夫的胸口，听到他心跳的声音，然后伸手把渔夫的心脏拿了出来，变成一张大鼓。骷髅女人用手击着这张大鼓，嘴里吟唱温柔的歌。一边打鼓一边唱歌的骷髅女人，身上竟开始长出肌肤和毛发，甚至长出了乳房。骷髅变成一个有血有肉、有灵魂的女人。

这个故事告诉我们：

· 每个人都有双重本质：一个外在可见的样子和一个内在未知而原始的神秘特质。

· 我们的心是孤独的，我们都在“偶撞”一件宝物，或者是带给我们宝物的一个人。我们对这种相遇充满了渴望，却又感到恐惧。

· 我们与人建立关系，要探知彼此性格中黑暗神秘特质，才能像骷髅女人一样，从生而死而再重生，获得长久的亲密感。

· 我们要信任自己，要能在他人面前感到心安，要能与人分享梦想和悲伤，才能疗愈童年的痛苦。

· 与自己和他人的亲密多么可贵，这将带来一种永恒的新生命。

整合他人身上的好与坏：爱恨交织的矛盾

换个角度看，
也许那个拿毒苹果害死白雪公主的坏皇后，
其实是个好人。

有一回，我趁老公不在家、小孩回南部过暑假的空当，跑到宜兰海边，进行一个人的放空之旅。进入婚姻和家庭关系的12年以来，这是我第一次一个人静静地坐着，什么都不做，只是看着大海和天空。

我订了一间海滩边的民宿小屋。打开窗，海风的咸味扑鼻而来，天空近在眼前，乘着滑翔翼的人在天空翱翔。对于久居城市的我，真是一种令人想要兴奋大叫的景色。我放下一切，赤脚奔向那片沙滩，踏着海水……就在双脚接触到海水的那一刻，一种鼻酸的感觉袭了上来，取代了刚才的兴奋与雀跃。

我突然觉得可以体会心理治疗大师弗洛伊德所说的：海洋是一种“融合”的象征。人之于海洋，就像婴儿与母亲的关系——我们被深深地包覆着。那是一种“共生融合”的体验，一种“海洋般的感觉”。

重拾不愿接受的不完美，生命才得以完整

我们生命最早的海洋是母亲，她用子宫之海孕育着我们的生命。每个人都曾经历过与母亲融合时的温暖，或者挨着母亲身体吸吮的感觉，那是生命最初的美好时刻——“好”的感觉从这里诞生，来自母体，来自父母，也来自其他人。但总有某些时刻，给我们“好”感觉的人，也可能让我们感受到喂养上的不满足（再怎么好的妈妈，乳腺总有不通的时候吧？总有没能及时抱起我们的时候吧？），这是生命最初的毁坏经验——一种“坏”的感觉伴随而生。我们的人生从此开始好坏混杂，体会到自己喜爱着的父母也可能带来痛苦。最早的时候，为了保护我们所爱的父母，可能拒绝承

认这些痛苦来自他们，于是把“坏”的感觉分裂出去，丢到其他讨厌的人身上。然而随着年纪增长，我们不得不开始学习与爱恨交织的感受共存，与“好”父母的“坏”的部分共存，以及和自己身上“好”与“坏”的部分共存。

这是一种整合的历程。心理学上说，通常我们从30岁之后会开始经历——要将过去不愿接受的父母、不愿接受的自己，一片片重拾回来，生命才得以完整。

破解“这样的你不该那样”的迷思

一对夫妻在咨询室里吵架。妻子说，丈夫情绪起伏很大，常常让她无法招架。丈夫否认，不认为自己是个情绪化的人。

妻子说她昨天晚上辛辛苦苦做了一顿晚饭，丈夫喝了一口汤就发脾气说：“怎么这么咸啊！你不知道我要注意血压吗？”她不小心把菜烧煳了，丈夫也生气地说：“你嫁给我这么久了，怎么连个饭都煮不好？”妻子受了丈夫的一顿气，心情自然不好，闷着头整理剩饭剩菜和碗筷，好不容易忙到可以上床睡觉，才换上睡衣，丈夫却色眯眯地看着她，温柔地说：“老婆，来睡觉。”

“他刚刚才把我骂了一顿，现在又这种语气，十分讨厌，难以捉摸！”妻子抱怨着。

但是，在丈夫的逻辑里，连菜都烧不好的妻子和穿着睡衣看起来很温柔的妻子，根本就像是不同的人。对丈夫而言，看到妻子穿睡衣那么温柔的样子，怎么还会在意先前餐桌上发生的事呢？

“所以，情绪化的人是她吧！穿着那么漂亮的睡衣，怎么像个母老虎一样？”丈夫说。

冷静想想，丈夫这种“穿漂亮睡衣的妻子不应该生气”的想法，是不是和我们小时候觉得“白雪公主不可能害人”是一样的道理？

这是一种“好坏分裂”的逻辑观，也是我们要把好与坏整合到同一个人身上的障碍。我们会一直陷入这种罗生门的争吵里，辩驳“这样的你不应该那样”。事实上，可能是我们还未接受“这样的你本来就会那样”。

大家都知道要勇于做自己，但有时却很难接受别人在与我们的关系中勇于做他自己。

坏人与好人可能是同一个人

想了解丈夫的逻辑从何而来，要先探究丈夫的童年时期与母亲发生了什么事。

丈夫小时候，父母做小本生意，非常忙碌。母亲大部分时候都对他很好，但有一次，他不知道因为什么事情哭闹得非常厉害，母亲哄他不成，一气之下居然把他丢在做生意用的面包车上，一路载到海边，再把他拎下车，双脚腾空抱起，悬在海岸的堤防边恐吓他：“你再哭，我就把你丢下去。”丈夫简直吓傻了，死命摇头，哽咽着不敢出声。母亲骂够后，又把他丢回面包车，一路载回家。从此以后，他再也不敢在母亲面前哭闹，而且变得十分乖巧，仿佛这件事情从未发生。

直到丈夫在咨询室再度提起这件事，才承认当时的母亲简直跟恶毒的巫婆没两样。

“根本就是个疯女人，”丈夫说，脸上有一种大吐怨气后的快感，“但这个疯女人毕竟是我妈。”丈夫的脸上又出现无奈的哀伤。

妻子在一旁沉默。

“所以我真的很难接受，你穿睡衣时看起来那么温柔，却还要跟我生气。”

谈到这里，我们终于可以把发生在他妻子身上的事和发生在他母亲身上的事联结起来。丈夫整合好与坏、爱恨交织感的能力，被童年时在冷飕飕的海岸边抓狂的母亲给封印住了。为了生存，为了保护心里美好的母亲形象，他选择把那恶毒的母亲形象压抑在心底，但它始终存在——也是他婚后最害怕妻子出现的样子。

“那我以后跟你吵完架再换睡衣吧！你既然有本事在餐桌上把

我惹毛，就要有勇气安抚我，或者和我沟通啊！”妻子笑着说。妻子的这个微笑是有意义的，她也在学习整合——自己所爱的另一半身上，存在如此荒谬而让人怨恨的逻辑。

好与坏的分裂，如同我们用两个不同的大脑思索这个世界。唯一需要做的，就是尝试把这两个大脑接合起来，容许世界同时存在好与坏的完整性。当我们愿意感受所爱的人身上那令人讨厌的一部分，也就学会了如此面对自己。

整合自己身上的天使与恶魔：面具之下黑暗的我

据说这个世界上只有魔鬼才没有阴影。
我们所能做的是管理自己的黑暗面，
让它成为我们的伙伴。

你是否认真想过：我们究竟是善良的，还是邪恶的？是自信的，还是自卑的？

学心理学之前，我一直以为，上述答案若是不定的，那这个人真是太“多变”而不成熟了。学了心理学之后，我才明白，当我们产生这种变动性的思考，其实是真正迈向成熟的一种转化处境。

每个人身上都有些讨喜的特质（讨自己喜欢也讨别人喜欢），但也必然有一些黑暗不讨喜的特质（自己会害怕也怕别人看见）。为了生存，我们总是掩盖不讨喜，尽量发挥讨喜的那一面。久而久之，讨喜的那一面便在人生中大放光芒，不讨喜的部分则被遗忘，或者自以为不存在。

只有在夜阑人静的时候，我们心里明白，它们其实一直都在，躲在不被接受的角落里。所以，心理学家荣格才说：我们生命中大多数的困难，来自失去与我们内在本能的联系，失去与我们心中未曾忘却的古老智慧的联系。

内在的整合力量，唯有当我们意识到这些黑暗的内在本能，愿意把好的形象与坏的形象整合在一起时，才能找到那未曾忘却的古老智慧，也才能真正稳固对自己的认同。

面对心魔，与自己的黑暗面和解

有一位女孩，是校园里的“反烟害大使”，她有阳光般的笑容，总是穿着白色短裙在校园中穿梭，发放烟害防治的标语。

但女孩心里其实藏着一个秘密：她是个从13岁起就开始抽烟，而且到现在都还戒不掉的“大烟枪”。女孩总爱在夜晚独自一人的时候，开车到海边，对着深邃寂静的大海猛抽烟。有时，她会想象自己被海风吹走，独自在这黑色的潮水里死去。抽完一包烟后，她总会自觉地收拾干净周边环境，然后穿上她的白色外套，返回阳光般的反烟害世界里。

女孩觉得自己真是性格分裂！

当我们感受到自己有如此不为人知的一幕，这分裂性格的背后，可能来自一个被理想束缚的处境。

女孩有一个很完美的妈妈。这个完美，是外人给妈妈的诠释：聪明、大方、美丽、温柔、会赚钱。重点是，妈妈人非常好，对人十分和善。

女孩生长在淳朴的小镇，幼时常和邻居的孩子一同玩耍。孩子间的嬉戏总有互抢玩具、互相打斗的时候，妈妈总在女孩和邻居孩子争吵时，要求她向别人道歉。

“妈妈，这不是我的错。”很多时候，女孩会倔强地说。

“不管是谁的错，和人争执就是不对。道歉！”妈妈也很坚持。

刚开始，女孩道歉后总会流泪。后来，这种道歉成了习惯，眼泪就在道歉的瞬间跟着吞了下去。于是，她渐渐变得像妈妈一样温和有礼。

“哎哟，这个小女孩真有礼貌啊！”

“你看看人家，脾气多好！妈妈教得真好。”

邻居们对女孩赞赏有加。完美的妈妈，教养出一个完美的小孩。

但是女孩上了中学之后，在女厕里瞄到对面男厕的同学鬼鬼祟祟的模样。她好奇地攀着窗户，看到一个个正在吞云吐雾的男孩，忍不住大叫："我也要。"男孩们看到女孩都吓一跳：这不是班上的模范生吗？怎么可能跟我们一起触犯校规？

"快给我，不然我要报告老师。"女孩说。

就这样，13岁的女孩忘情地进入吞云吐雾的世界。那里没有母亲的唠叨和邻居们的称赞，那是女孩真正的世界，一个人不用满足任何人的快活世界。没想到上了大学，女孩却被选为校园"反烟害大使"，这种吞云吐雾的快乐，倒成了她见不得人的秘密。

光明固然美好，黑暗却才是真实的存在

当我们人格中光明的部分过于强大，压制了内心深处真实的自己、真实的欲望，以及真实存在的黑暗面，黑暗便会时时刻刻纠缠着我们，趁光明面松懈的时候，伺机从缝隙钻出来骚扰我们，让我们焦躁睡不着觉，直到我们好好面对与照顾那黑暗中的自己。

要与自己的黑暗面和解，需要真正看到那些黑暗的部分如何在我们的童年经历中被切割出去，变成自己不愿接受的部分。

父母的存在，有时带给孩子快乐的相处经验，有时却是受挫的

经验。有些父母在与孩子相处时，能间歇地变换不同形象，并且引导孩子理解快乐和受挫的脉络由何而生；有些父母则是习惯以某种脸孔出现，久而久之在我们心中形成一个既有的样子：不是严肃不苟言笑的父母（这常带来受挫经验），就是亲切如朋友般的父母（这常带来兴奋经验）。

这种既有的父母形象，常让我们带着刻板的印象解读父母的行为。“你最近工作得怎么样？”这句话若出自严肃父母的口中，我们会觉得是质问，但若出自亲切父母的口中，则让我们感受到关心。然而，我们又何曾问过：爸妈，你们到底为何要如此严肃呢？

所谓的成长，便是学习不再以如此单一的角度去解读外在的讯息。倘若我们无法以一个完整复杂的角度来看待父母，这种单一的印象便容易让我们感到挫折，并且为了避免受挫而与自己疏离。

“父母期待一个表现好的我！”

人生正是无止境地背负这样的认知包袱，看似前途光明，其实心无宁静。那是我们对自己内在黑暗面的不允许，也是我们和自己过不去。

一个表现好的我，心里隐藏了多少叛逆的自己？我们是否这样问过自己？

一对难以亲近的父母，有多少子女未曾了解的心事？在关系的结套里，我们是否这样完整地认识自己，以及认识童年时期那般对待我们的父母？

好的我，坏的我，何者是真正的我？

分裂之无法整合，是我们共同的哀伤。

分裂之整合，则是无畏地透视自己，以及认识我们不曾认识的父亲和母亲。

整合关系中的好与坏：家庭里的三角关系

在人们眼里的一对怨偶，
事实上可能是用吵闹来维持关系的佳偶。

先假设一个情境：与两位好朋友一起用餐时，两位好朋友突然吵起架来。

问问自己：我能忍受他们吵架吗？我的反应会是什么？我会忍不住打圆场吗？我会介入他们之间去评理吗？我会冷冷地坐在一旁，没什么感觉吗？我会对他们的争吵不知所措，或者感到很不舒服吗？

这是心理治疗中提到的，面对人际关系产生冲突时的反应。如果你会打圆场，属于讨好型的反应；会介入评理，比较像指责型的反应；冷冷坐在一旁，是一种超理智的状态；会不知所措的人，是打岔型的，不做点什么就好像不太自在。而这种种反应，都是我们从家庭中学来的，是我们在接受父母养育的成长经历中用来求生存的方式。

这四种求生存的反应方式，在心理治疗大师萨提亚的想法中，可以化为四种静止的心理姿态。这些年来，我引领家庭相关课程时，常常让在场学员通过肢体摆出这些姿态，体会自己求生反应背后的真实感受。我慢慢发现，每个人的求生姿态，往往被家庭里复杂的情感关系给困住。

比如，父母有时恩爱，有时又不断争吵，一家人有时其乐融融，有时气氛又冰冻如霜。这对童年时期的我们，是一种相当不容易适应的处境，于是产生一种身为孩子的集体潜意识：害怕父母离婚、分开。面对父母可能分离时的反应，就形成了我们面对人际关系紧张时的态度。成年后越无法忍受人与人争吵，代表童年时越害怕父母争吵。而我们害怕父母不和，就忍不住想象他们不和。这种担心往往让我们无法真正离开原生家庭，无法真正长大。

童话故事里的真爱标准，不适用于父母的现实婚姻

一位30多岁的大姐，带着二姐、小弟，以及他们存的钱，进入我的办公室，想要请我帮他们的父母做“离婚咨询”。

“啊？什么意思？”

“老师，我爸妈真的不和，他们一天到晚吵架，两个人都很不快乐。我们三个人都长大了，也有经济能力了，是时候该放父母自由了。”大姐说。

“是啊！老师，请你帮帮我爸妈吧！他们不可能是真爱。”二姐说。

“我知道你们的意思，可是，你们希望我帮什么呢？”

“帮他们顺利离婚。”三姐弟异口同声地说。

原来，这三姐弟都已成年，也几乎都要成家了。小弟最近刚要步入结婚礼堂，但两个姐姐想到，只要弟弟一离家，爸妈肯定吵翻天。

“还可能会有生命危险。”小弟很认真地说。

“真的吗？你们看过他们拿刀互捅是不是？”我问。

“没有啦！但也差不多。他们的嘴巴比刀子还锋利。”大姐说。

“那他们自己想离婚吗？”我又问。经验告诉我，两个都想离婚的夫妻，别人怎么劝都拉不住。

“他们根本不懂自己的心里在想什么。”二姐插话。

“反正他们就不是书上写的那种真爱！”准新郎小弟补充。

真是团结的三姐弟呀！

“我想，他们也许只是不是你们想象的那种真爱的父母。”我同时告诉他们克拉利萨所写的《渔夫与骷髅女人》的故事：一个女人在追求亲密关系的过程中，历经被对方痛扯心肺的折磨，最后才获得重生。

“如果真要讲真爱的标准，其实是要经历骷髅女人那么恐怖的过程。准新郎官，你真的觉得你和未婚妻就是真爱吗？”我问小弟。

三姐弟同时沉默了。

“也许应该给你们的父母一个机会，等你们三个‘电灯泡’都不在家之后，让他们自己想办法，看看是不是还有重生的机会。”我说。

面对父母不是王子公主般的失落感

在那之后，这三姐弟跟我谈道，长年以来，总是看到父母争吵，这其实才是他们希望父母离婚的症结点。与其成天害怕父母会不会离婚，倒不如让他们赶快离婚吧！父母的争吵，是他们童年共同的哀伤。

哀伤的结果是：

大姐，大学一毕业就立刻嫁人离开家了。

二姐，申请奖学金出国念书，可以自立时也赶快离家了。

小弟，不到30岁就要结婚了，并且打算婚后就出国。

逃离这个家，似乎是脱离父母争吵阴影的唯一办法。想留下，却因为放不下那个阴影，虽然脚要往外走，但心却没有准备好去寻觅真正属于自己的未来。

于是，他们逐渐衍生出不同的求生方式：有人超理智地看待父母的冲突；有人忍不住要为父母的争吵打圆场；有人一想起父母的争吵就浑身不自在，非得做些什么。所以，他们一起来进行父母的"离婚咨询"，把自己内在的焦虑转换成拯救父母婚姻的角色。

但不管我们打算怎么做，终究很难左右父母的人生。正如同我们的人生也不希望他们干涉。

那天会谈结束，姐弟三人终于打消了让父母离婚的念头。但他们一起写了一封信，给他们的父母。信纸上眼泪斑斑（大多是两个姐姐流下的），信末表达了一句三人多年来的心声：别吵了，爸妈！我们很担心。

我们管不了父母的人生，管不了父母的真爱情怀。成年后的孩子与父母，终究要面对自己的难关与未来，谁也没办法真正帮得了谁。

也许我们唯一能做的，只是真实表达自己的感受，并且好好地思考：如果不是那样的关系里存在着某些美好的价值，我们的父母怎么可能因为这样一文不值的生活，而浪费自己几十年的青春呢?

也许吵吵闹闹的背后，终究还是一种好坏并存、最真实的人生与关系。

整合内在的男性和女性特质：被压抑的性别特质

镂刻在男性有机体内的原始起源，
是所有我们祖先关于女性经验的烙印，
它仿佛是女人所赠予过一切印象的积累。
同样地，女性有机体内的也是如此。
——荣格

青春期的我，自以为相当有正义感。有一次，一位好朋友身体不适，要向老师请假，被老师回绝了。我突然不知哪来的怒气（还有勇气），在办公室大声对老师说："她都已经痛成这样了，你还不让她请假，这样算什么老师？"原本很温和的老师气极了，跨出脚步想要和我理论，我居然不怕死地再往前跨了一步。多亏教官挡在中间，才平息了这场纷争。

等我年纪稍长，每次想起这件事都很后悔。当时因为这件事，操行[1]成绩被打了七十几分，以致在报考大学时没能参加推甄[2]心目中的第一志愿（推甄操行要80分以上）。但这却启发了我对自己处事方式的思考：为何我不用一般女孩会用的方法，而是用如此“男性的方式”表达自己呢?

后来，我终于找到答案：这种处事方式，跟我父亲真像。

性别特质的展现来自对父母的认同

每个男人心里都有一个女性形象，而每个女人心里也都有一个男性形象。这不仅仅是因为生物学发现——男人和女人都一样，既分泌男性激素，也分泌女性激素，也是因为从心理学角度来看，人的情感状态同时兼具两性的特质。但更特别的是，我们呈现在外的那种性别特质，其实会受一个很重要的因素影响：我们认同的对象是父亲还是母亲。

---

[1] 在台湾的学校，班主任在学期阶段对学生的思想品德、学习、纪律、劳动等各方面的情况进行客观评价，即“操行评定”。

[2] 推甄：即推荐甄选。台湾的高中生入大学需要参加大学学科能力测验，然后根据成绩报名推荐甄选或申请入学。

让我先来说说自己的家庭背景。

我的祖母一共生了十个孩子，父亲排行老七。整个家族在我这个辈分里，我是排行第12位的孩子。在我出生之前，我的叔叔、伯伯、姑姑们一共生下了11个男孩，没有女孩。我是家族里的长孙女，从小就是跟在11个哥哥后头的跟屁虫。

逢年过节或清明扫墓，一群男孩在庭院里爬墙打架、嬉戏玩耍，由大哥哥领着所有孩子横冲直撞。大家总觉得我是女孩，带到哪儿都不方便，不喜欢让我跟着，我只好强迫自己练就出即使被铁钉刮到脸也不害怕的胆量，他们才勉强让我加入那些男孩的游戏。和一群男孩一起玩，常常是在泥巴中搅和、在地上打滚，但女孩子细皮嫩肉，常常一刮就破，脚上也因此跌得坑坑巴巴。但我还是喜欢和他们在一起，因为那种热闹可以填满我一个人成长的孤单。

慢慢地，我越来越希望自己是个男孩了。

尤其童年时期，有几次机会跟着父亲去工作，看着他意气风发地站在台上，展现天生的好歌喉，总是让我为拥有这样的父亲感到骄傲，也让我印象深刻。很抱歉我必须承认，我总认为，父亲是个比母亲更聪明、更可靠，也更了不起的人。我没有如同心理学家说的那样，把对父亲的依恋转化成对母亲身上女性特质的学习。因为和父亲相处的时间太少，对父亲角色的渴望，让我想要成为像他一样的意气风发的男性角色。

从哥哥们到脑海中高大的父亲形象，我真生气，自己为何不是个男孩？随着年岁增长，男孩看我是个女孩，许多事情就不方便再一起行动；我也因为从没学习过怎么跟女孩相处，所以越跟女孩在一起，就越觉得自己不像个女孩。

有很长一段时间，我不知道自己究竟是男孩还是女孩。那么，我就是我自己吧！我变得不习惯与人相处，更习惯只有自己一个人。

潜意识透过各种形式要我们认清伪装的自己

直到有一天，我在做心理治疗时，遇到一位女孩与我分享梦境。

女孩和两个男孩去联谊（她感到困惑，因为身边已有另一半，所以对自己仍做这样的梦感到羞愧），他们在一个有着高雅木质纹路旋转楼梯的大厅里跳着舞。后来，女孩和其中一位男孩进了厕所（女孩感到更羞愧了，厕所让她联想到不洁的性关系）。女孩是真心想要上厕所，她感受到自己体内有许多排泄物等待释放。于是，她优雅地坐在瓷白的马桶上，男孩却坐在她眼前的浴缸边。女孩与男孩近在咫尺，不得不拉下裙摆，此时竟意外发现裤底染着鲜红的经血（她对此又羞又窘）。于是就这样坐在男孩跟前，一边不着痕迹地与男孩谈天说笑，一边留意自己的排泄与经血不被男孩发现。

现实生活中，女孩已有伴侣，道德情感告诉她：做这样的梦是不洁的。恰巧女孩当时正处于是否继续这段感情的困惑中，梦境让她更加悲伤，觉得自己是真心想要离开男友。

她梦里鲜艳的颜色引起了我的注意（马桶的洁白映照出排泄的污秽与经血的鲜红），我鼓励她对这些颜色做更多联想。

女孩随口说出："好丢脸！真的好丢脸！"

"对谁来说丢脸？谁觉得丢脸？"我问。

女孩说："我真的觉得好丢脸，觉得自己像个小孩一样，在别人面前大便。"

我突然对她的梦有了新的理解："所以，排泄的你代表小孩的你？"

女孩猛然点头，似乎有所领悟地说："我很想把小孩的自己藏起来，像个大人一样说话。"

"那鲜红又代表什么？"我问女孩。

女孩不假思索地回应："女人的我。"

原来，女孩最近的生活有些转变。她刚被公司推选为高级主管，近日必须在一场庆祝酒会上演讲，分享一路走来的心路历程。女孩必须在这场演讲酒会中面对公司里许多有能力的男性主管，而她认为，这样严峻的任务需要藏起自己"孩子般的惧怕"及"女人般的软弱”才能办得到。

她的潜意识透过梦境传递出这样的讯息。

女孩想起自己的父母。父亲是个具有权威的角色，所以女孩一直惧怕自己孩子般的一面，让她感到自己无能、无法胜任工作。母亲则是个亲和的角色，但在她眼里显得无用，无法管住身边的男人（权威般的父亲）。她看出父亲在家里的不快乐，充满一种野性无人驯服，又不得不回归家庭的无奈，也是尚未得志、怀才不遇的遗憾。她埋怨母亲没能力帮父亲的忙，让他快乐。所以，她终于承认：“我看不起女人。”

“女人”对女孩的意义，等同于母亲。但她并非真正鄙视女性，而是由对母亲的愤怒转化为对女性无能的联想。所以，女孩的个性非常像男人，她排斥穿裙子，喜爱深蓝色、黑色，与人交谈豪爽不拘。但她又矛盾地坚持留着一头长发，柜子里藏着一堆买了却不曾穿过的充满女人味的洋装。

这是她心里偷偷保留对母亲的依恋，但又偷偷压抑自己的女性特质，以矛盾分裂的方式处理对权威般父亲的情感。

女孩把对于小孩性格与女性特质的惧怕和压抑说出来后，终于承认：“我对酒会上的演讲真的非常恐慌，我不知道要如何面对那些男性，让他们认同我是有能力的。”

“也许这真的就只是一场分享，也许他们真的只要看到真诚的你，以及你的感受就足够了。这不就是属于你的一场庆祝酒会吗？”我说。

数日后的庆祝酒会上，女孩穿上衣柜里不曾穿过的长裙，绾起头发，露出她认为自己最具女性特质的部分——粉白的颈。她踩着高跟鞋，登上讲台，想象自己的父母坐在台下，看着如此有女性魅力又愿意如同小孩般谈论心情的自己。

释放被压抑的性别特质，你就有力量

女孩的故事给我很大的启发。一直以来，我总以为自己只认同父亲，但我的衣柜里也不自觉地收藏了一些符合母亲身形风格的装扮。我突然理解自己所展现的坚强背后，是为了替长时间不在家的父亲补位，是为了在只有我与母亲独处的时候，自己能像男性般强悍地保护温顺的她不受外人的伤害。

和父亲相处短暂的遗憾，终究以“成为自己的父亲”来加以补偿。

难怪心理学家说：人的天性本身就具有一种“双性特质”——一个住在世界可见之处的性别特质，和一个住在世界不可见之处的性别特质，而我们却不见得知道，自己压抑了哪一种特质。答案可能在我们对父亲与母亲的认同上。

不管我们认同的是父亲或母亲，展现的是男性或女性特质的自己，都要学着释放那住在世界不可见之处的性别特质。那是父母在我们身上留下的礼物，我们何忍割舍其中一方呢？当这两种特质能在我们的意识中紧密结合在一起，我们的内在将汇聚成一种强大的力量。

这就是与父母和解的力量。

Test 6 挥别幻想中的完美父母：不完美，才是真实人生

请试着对那个愿意看到真实父母与真实自己的你，好好说说话。

下面这段话语供你参考，你可以自由地在横线上写下想说的话，或另外写一封信给真实的自己。

亲爱的______，

我知道这也许不容易，但让我们一起，和心里幻想的那个理想父母说再见。然后探出头来，看看父母最真实的样子。

真实的父母，

看来是______，虽然有着______，让我们觉得不舒服，但当我愿意去了解他们过去的故事，我才知道，原来父母会如此______，是因为他们曾经经历过______的过去。

我愿意试着去体会他们的心情。也许，换成是我们经历那样的状况，也没有能力好好对待自己的孩子。

但是，我们现在终于长大了。

我们不再______，不再需要靠着父母才能______，我们要学习相信自己比父母更勇敢、更坚强。因为这是我们为自己争取的一种人格的胜利。

理解父母：

认识12种父母的真实模样

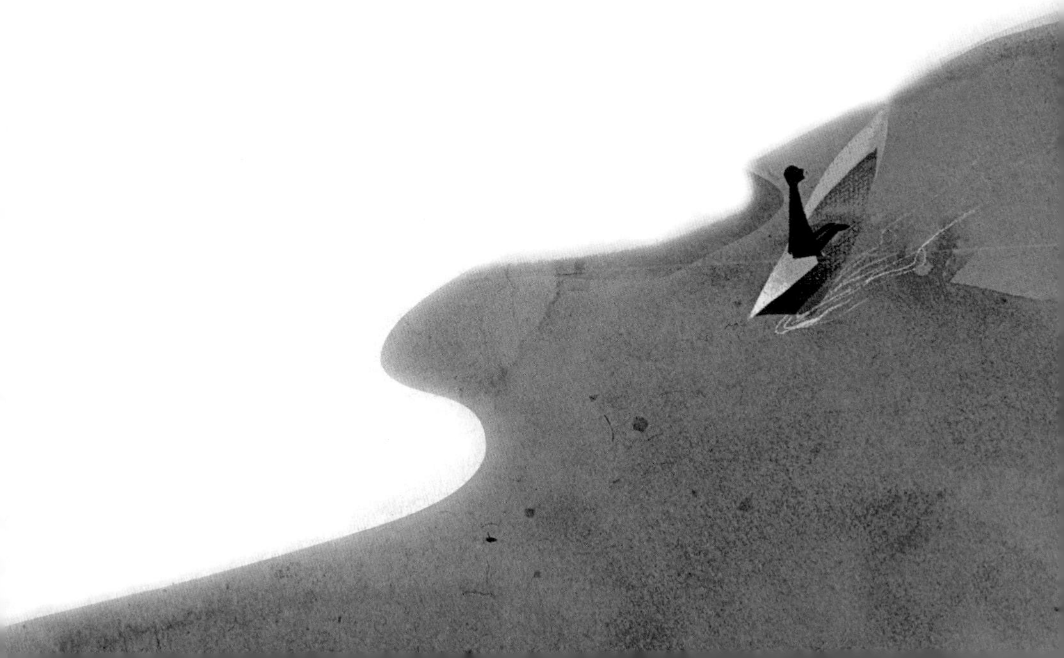

每段关系里——都有六个人○——//你、我以及——我们的父母

母亲是调节情感的“容器”

在一个理想的状态中，母亲的功能是这样的：

母亲扮演“容器”的角色，能够承接与包容来自孩子的各种喜怒哀乐。当孩子发现，不管自己是开心、难过，或者生气，母亲总是在那里，不会因此讨厌自己，孩子将打从内心发展出对人的信任及对自己的喜爱。

母亲，是我们发自内心喜爱自己和相信别人的源头。

压抑的“冰箱母亲”

一个始终感受到为母亲所钟爱的孩子，
终其一生都将保有征服者的感觉。
这种成功的自信，
往往会带来真正的成功。
——弗洛伊德

如果可以，我们都希望有一个够好的母亲。一个够好的母亲在心理学上的定义其实很简单：愿意包容与爱着不完美的我们。

母亲就像一个安全的容器，能稳稳地承载孩子的喜怒哀乐，不管我们多么调皮恼人，都如此爱着我们。她就像温暖的海洋，愿意带着会闯祸的我们，感受世界美好的温度。

如果我们有这样的母亲，真是上辈子烧三炷香才能拥有的幸运，请赶快不顾一切地抱她一下（亲一口更好）。

但有时，我们会遇到这样的母亲：像一个压抑的容器，总是把情感紧紧封住，即使朝夕相处，也猜不透她的心事。年幼无知的孩子在猜不透母亲喜怒哀乐时，很容易把母亲的愁眉苦脸过度理解为自己的错。于是我们一感受到母亲的不开心，就开始反省自己是不是做错了什么。

我称这种令人猜不透的母亲为“冰箱母亲”。一般来说，“冰箱母亲”有两种：一种冷冻功能极佳，习惯隐藏情感，常面无表情；另一种则会不经意地漏电，默默流泪，却无法言语。

“冰箱母亲”习惯隐藏情感

一场团体聚会中，M先生谈起与妻子相处的经验。

前两天，M先生一时兴起，领着妻子到河堤边散步。两人走了好长一段路，直到返家时，M先生才发现居然忘了带钥匙。当时已是午夜12点，两人第二天一早还要上班。止不住愧疚的心情，M先生不断向妻子确认：“你生气了吧？”“你一定生气了，对吧？”

妻子摇摇头：“没那么生气，我们还可以先去别的地方住，小事。”

即使妻子这么说，M先生仍然不满意地问：“你一定是生气了吧？怎么可能不生气？你是不是在隐藏什么呀？”

提起这件事，M先生显得很懊恼。明明妻子真的没那么生气，可是他看到面无表情摇着头的妻子，就忍不住想要解释。

原来，妻子面无表情的模样，让M先生想起年幼时与母亲相处的经历。

M先生的母亲，就是习惯隐藏情感的“冰箱母亲”。

这样的“冰箱母亲”，外表看起来总是冷冷的（你也可以说她是“冷漠”或“冷静”），习惯压抑或隐藏情感，所以从外表很难看出喜怒哀乐。比如说，M先生小时候打破一个碗，惊慌地看着母亲，但母亲总是默默地拿着扫帚把地扫干净，也不会跟他多说些什么。如果M先生小声地说：“妈妈，对不起。”母亲也只是小声地回应：“嗯。”

这是永不漏电、冷冻力绝佳的“冰箱母亲”。

“冰箱母亲”的情感并不容易察觉，所以孩子总得花上许多心力，去解读母亲的脸色，判断此时此刻的母亲是否在生气，甚至讨厌自己。这样的孩子长大后，大多很会看别人脸色，也练就了一身“讨好别人”的绝活，因为总要“惹到”母亲脸上出现表情，他们内心才会感到安全。

但就像M先生一样，这种孩子长大后面对人际关系会觉得很吃力。因为害怕亲近的人表现冷漠，总认为别人的心情需要自己来负责。

“冰箱母亲”时常暗自流泪

M先生的故事，在团体里引发大家对母亲的讨论。许多人谈到母亲在他们年幼时的冷漠，纷纷发出生气、不平，或是感慨的声音。

此时，W小姐说话了。

W小姐说，当大家都在谈一些与母亲有关、相当有情感的童年经历时，她却突然有种不知所措的感觉。尤其看到有人流下眼泪的时候，W小姐的肠胃居然开始翻搅起来。

看来，W小姐害怕的不是“冷漠”，而是别人的情绪和眼泪。我们都知道，别人的情绪根本不需要W小姐来负责，但她却因此胃痛，可见这也和W小姐的内在有关。

原来，W小姐的母亲是我们要谈的第二种“冰箱母亲”：同样压抑或者隐藏自己的情感，但往往忍不住会漏电。会漏电的“冰箱母亲”，冰箱里的冰常常融化，流出水来。那水，是母亲的眼泪。

W小姐童年时常常和母亲独处。母亲话很少，不太会表达，但W小姐却深知母亲是个外在压抑、内在隐藏许多悲伤的人，因为她动不动就暗自流泪。年幼的W小姐其实不懂大人世界复杂的悲伤，所以当母亲流泪却从不解释时，她总以为是自己的错。她很想为母亲做点什么，但往往不知道该怎么做。

所以，当她看到别人的悲伤与眼泪时，就开始胃痛。那是一种不知所措，又觉得自己该负责的反应。

这是另一种“冰箱母亲”——努力维持冷冻功能，但总会漏电，甚至需要别人修理。

别人的情绪不是我们的义务，别把自己关进“冰箱”里

如果从小习惯和“冰箱母亲”相处，由于太擅长观察母亲的脸色（虽然很难确认那些脸色代表什么），会让我们的内在有一颗非常温暖善感的心。我们对总是把所有心事往肚里吞的母亲感到心疼，又忍不住生气。成年后，可能会表现出下列情感：看不惯把事情都藏在心里的人，讨厌明明感情丰富却故作镇定的人，对于他人的面无表情感到恐慌，或者受不了总是不把话说清楚的人……

倘若发现自己在人际关系中出现这些心情，就要有一种警觉：我们可能在不知不觉中，也把自己关进“冰箱”里了！而且，在现实生活中，我们也许总是在关注或搜寻与童年时期类似的“冷冻经验”。

小心！这是我们自己走进“冰箱”里，把自己“冻住”的。而这个世界上没有任何一个工人，在修理冰箱时会自己走进去。

我们其实是气“冰箱母亲”无法让自己快乐，或者应该说，气自己无法让她快乐。这是一种子女去承担父母责任的特征。身为孩子的我们，原本应该是尽情享受母爱的美好，却在成长过程中把“让母亲快乐”变成了自己的主要责任。这是身为“冰箱母亲”的孩子的最辛苦之处。但更累人的是，我们成年之后还把这种责任继续背着走。

“让母亲快乐”这个概念本身没有问题，只是我们往往管得太多：不希望（其实就是不准）母亲不快乐。

醒醒吧！母亲快不快乐或别人快不快乐，不是我们所能左右的。

当然，我们的确有权利对“冰箱母亲”生气，生气自己从小没能被好好照顾，情感没有被充分回应。但我们总要学习体会：“冰箱母亲”自有她冷冻情绪的需要，也许她们需要如此，才能维系在家庭里好好生存的信念。

最重要的是，我们要原谅自己：面对童年时期那些被“冷冻”的时刻，自己是如此渺小而无能为力。

情绪化的“气象台母亲”

对大多数的成年人而言，
即使一生只跟母亲发生过一次问题，
心中就会存在一个说话、
行为和反应跟童年时期一模一样的“母亲复本”。
——《与狼共奔的女人》

在母亲身上的情绪化特质，其实也会发生在父亲身上。但因为在心理功能上，母亲才是孩子情感依赖的主要角色，所以在大部分人的童年经验里，相较于父亲，情绪化的“气象台母亲”对我们的心理影响更具破坏力。

“气象台母亲”无法调节情感的起伏

在我们的童年经验中，母亲是心理上的“情感容器”，在我们心智尚未成熟之前，调节内在起伏的情感。

情感起伏对年幼的孩子来说，是一种可怕的经验：当我们得到一个非常喜欢的礼物时，心跳加速、手脚颤抖，声音仿佛要自喉咙冲口而出，这是一种“兴奋性的经验”；当一个心爱的物品坏掉时，我们感觉心脏软弱无力，手脚连同五脏六腑都重重地往下沉，一种酸楚仿佛要夺眶而出，这是一种“挫折性的经验”。

一个能帮助孩子调节情感的母亲，在我们兴奋大叫时，可能会微笑地看着，甚至拍拍我们，直到我们恢复冷静；在我们挫折悲伤时，可能会抱抱我们，或者温柔地表示理解。

在母亲的协助下，年幼的我们不论是兴奋或挫折，内在都将随着时间逐渐趋向平缓沉稳。于是我们开始产生一些心理上的思考空间，去体会并具象化这些内在感受。最后，随着心智的成长与成熟，逐渐理解兴奋与挫折背后的意义。“自我”就是从这个心理上的思考空间慢慢萌芽。

但对母亲来说，自己的情绪要非常稳定，才能面对孩子的歇斯底里。如果母亲在这过程中也随之起舞跟着我们抓狂——我们年幼时期那些极度兴奋或生气的感受，就会“突然地被切断”（就像电池突然没电了一样，但歌曲还没播完，心里深感空虚），成年后就容易因为小事而反应过度或暴怒，也会特别喜欢接近容易引发我们极端兴奋或挫败的人，甚至不自觉地成为让别人兴奋或挫败的人。

这是一种情感调节失衡的现象，来自情绪不稳定的童年与母亲。

“气象台母亲”强化了兴奋与挫折的经验

W小姐在成年时期，有很严重的情感困扰，她觉得自己谈恋爱时，总是“太过”轰轰烈烈：感情正热时浓情蜜意，感情受挫时简直想从悬崖边跳下去。回溯她的童年经验，记忆里有一个极端情绪化的母亲。

在W小姐四五岁的时候，母亲买了一台钢琴当作她的生日礼物，并且送她去学钢琴。学琴的第一天回到家，妈妈热切地问：“我的宝贝今天琴学得怎么样啊？弹给妈妈听！”W用她小小的手，笨拙地敲打键盘，谁知手指才滑过几个音，母亲的掌声就响起：“哎呀！我的女儿好棒！我的女儿怎么这么厉害，一定是未来的钢琴家。”W很不好意思，但母亲的热情让她血液沸腾，有一种莫名的兴奋感。这是爱，是肯定，是一种童年的高潮。

下一周，刚上完钢琴课的W才进家门，就迫不及待地打开琴盖敲打琴键，召唤前一周美好的兴奋经验。谁知，当她手指才滑过几个琴键，母亲就皱起眉头说：“你怎么这么吵啊！没看到妈妈在忙吗？妈妈让你去学琴就是为了回来吵妈妈的吗？你这个小孩怎么这么不懂事！”W瞬间从期待坠落谷底，沮丧地回到房间，把钢琴课本丢在地上踩踏。这是讨厌、否定的情绪，也是童年的挫折。

又过了一周，W学完钢琴回家，忐忑不安，经过母亲身边时不断犹豫：弹还是不弹？此时，母亲说话了：“哎，回家怎么都没有叫妈妈呢？怎么学完琴也没跟妈妈说今天学得怎么样？”

W终于在母亲反反复复、阴晴不定的情绪化中濒临崩溃。兴奋和挫败的情感不断交错，这种忧喜掺杂、缺乏逻辑的焦虑感，让她不知不觉地染上了咬嘴唇的习惯（把情绪吞回心里）。成年后，这种习惯逐渐转变为与伴侣的唇枪舌剑，以及对吃的渴望。

“气象台母亲”带给孩子双重束缚

“气象台母亲”对我们最大的心理破坏是：她们制造了一种“双重束缚”的情感，一下让我们觉得被爱，一下又让我们觉得自己被讨厌。在这种情感的夹击下，我们变得想讨好别人（当我们期待兴奋性情感出现时），或者变得叛逆不易亲近（当我们预期挫败性情感会出现时）。追根究底，是因为我们已经无法信任别人，也不再相信自己对情感最直接的反应。

这是一种“一朝被蛇咬，十年（或者说数十年）怕草绳”的后遗症。因为心里的感受度太强，所以面对任何人时，都仿佛回到与母亲相处的不稳定经验中。但我们内在有一种很微妙的心理机制：越是明知这是人生的困境，就越想要通过重复困境去超越它！渐渐地，那个“别人都很情绪化”的经验会在生命中不断重复。其实，真正情绪化的，是那个活在过去经验中的自己。

但不管童年如何，请正视：过了三岁，我们就有能力调节自己的情绪！

小时候兴奋地大叫可能会被骂，但现在总可以想办法找得到地方大叫；小时候挫败大哭可能也会被骂，但现在有太多可以发泄情绪的运动。我们早已不是小时候的自己，有更多社会资源，甚至有更成熟的心智去问问我们的母亲：小时候那样的你，到底爱不爱我?

问这个问题并不吃亏，因为当我们这么想的同时，心里早往负面的地方想了。我们只是没有勇气相信，那个过度情绪化的母亲，可能只懂得用这种方式爱人而已。

情绪化的母亲，常常是活得很辛苦的母亲，因为她们感受到的被情感夹击的经验往往不亚于我们。她们如此对待我们，可能是因为她们也这样折磨自己。

强势的“狮子母亲”

男性的能力越是衰弱，
女性的歇斯底里越是明显。
——弗洛伊德

理论上，我们都期待母亲是一个温柔包容且慈爱的角色。可是，如果我们所感受到的母亲并不温柔呢？或者说，在童年的记忆里，母亲总是凶巴巴、板着一张脸、非常强势，这对我们的成长又有什么影响？

“狮子母亲”在家掌握大权，威严胜过父亲

希腊神话中最为人所知的泼妇，莫过于天后赫拉。她成天追踪

掌控，惩罚天神宙斯在外风流的情妇与私生子。这种泼辣的作风，被视为为人妻或为人母“强势”的典型。

首先要澄清的是：强势的女人不等于女强人。母亲的强势对家庭的影响，通常指的是性格上的强势，而不是事业上的。且让我称之为“狮子母亲”。

这样的母亲通常在家中掌握极大权力，这种权力与气势可能远远压过父亲，甚至给家中成员带来莫大的心理压力。

“狮子母亲”的控制与指责让孩子更软弱

“狮子母亲”最明显的特质，是当她权力在手时，会带给别人一种被控制感。而且，由于她的标准通常比较高，我们常常觉得达不到她的要求，因而感到自己被指责。在成长过程中接收到的许多批评或责备，让我们内在变得软弱，觉得自己许多事情都做不好，于是渐渐对“狮子母亲”产生既想逃离又想依赖的矛盾心理。

有心理学家解释，这种“指责的语言”对人的成长的影响，是涵盖物理、化学与生物学的一种全面性反应。比如说，当一个母亲对孩子说：“你怎么考得这么烂，真是连猪都不如！”如果孩子把这句话听进心里去，即使不需要真的到猪圈去，脑海里也会浮现猪圈的影像、猪的模样（这是物理学上的反应），仿佛可以嗅到猪饲料的气味，以及猪食通过口腔的感觉（这是化学上的感受），甚至可能因此心跳加速、呼吸急促（这是生物学上的反应）……产生难堪与羞愧的感觉，无法呼吸也无地自容，尤其会在较小的孩子的心智发展中留下印象。

“狮子母亲”的影响力从丈夫蔓延到孩子

我想起一个胖男孩，体重160斤，皮肤黝黑，鼻梁上斜挂着一副黑框眼镜。他话很少，总是默默聆听。当你感到有点热时，他会主动递纸巾给你擦汗。当他感觉你靠他太近时，他会不着痕迹地挪动椅脚。总的来说，他是个乖巧的好孩子。

但是，这个胖男孩有戒不掉的饮食困扰，他总要吃好多好多东西，然后带着吃太多的罪恶感，体重与日俱增，甚至胖到连教室的门都很勉强才进得去。周围的人对他指指点点，他不敢去学校，甚至求助医生让他变瘦，想要等到自己的体态恢复正常时再出去见人，否则“很吓人”。

“这样很缺德。”他说。这是一种自我指责的语言。

医生请来了胖男孩的父母，想了解他的自责是否和父母有关。

那一天，三人排排坐，胖男孩坐在中间。母亲的言语里充满奚落，父亲在妻子的酸言酸语下，丝毫不为所动（这一点可不寻常，父亲这时通常会反击），只是低着头在笔记本上鬼画符，甚至连妻子骂他时也会点头附和。胖男孩夹在父母中间，不断扭动、翻转双手，偶尔会说“也不是这样说啦”“没有这么严重啦”。

这是一种不知所措的反应。胖男孩显然想帮忙缓和母亲的气势，但又因为自己办不到而感到挫败。

指责背后，藏着说不出口的亲密情感

心理学上说，当我们在使用某种沟通方式时，对于自己所惯用的语言姿态，如果我们愿意停留并感受时，就会留意到其中必有更深层的讯息。

我们让胖男孩的妈妈静止在这种指责的姿态里，让她站在一张高高的椅子上，左手叉腰、右手指着丈夫（这是指责的标准姿势），还请她闭上嘴巴（停止说话，才能感受自己的心）。同时，我们让胖男孩的爸爸单膝跪在地上，左手捧着心窝，右手高举朝向妻子，像是祈求的姿势（这是他面对妻子指责时的模样。虽然他本来不常说话，我们还是提醒他别说话）。胖男孩就在旁边看着。

大家就这样在各自的姿态里，暂停三分钟。

胖男孩的妈妈先哭了，眼泪哗啦啦地流下来，对丈夫说：“你是好人，我也是好人。如果我们不相遇，就是世界上最好的人。”

强势的她哭到妆都花了。

原来，这是由一个曾经外遇的父亲、一个曾经因为丈夫外遇气到流产的母亲，以及一个不得已成为独生子的男孩所组成的家庭。父亲被外遇情人甩掉后，在家中成为一个抬不起头的弱者，回头和满腔愤怒而强势霸道的妻子朝夕相处，最后养出一个成天看着强势母亲和软弱父亲，不知道到底该认同强势还是软弱的胖男孩。

母亲通过强势维系自己在这个家中的价值，隐藏心里的脆弱与被背叛的爱。正如心理学家所说：强势的指责，其实是在制造一种“你中有我、我中有你的融合性亲密”，是在掩饰自己的心理需要，以及无法言语的爱。

“狮子母亲”剥夺父亲的尊严

父亲与母亲的角色，之于一个家庭，扮演着相互平衡的角色。在理想的状况下，父母功能互补，但彼此都拥有发声权，孩子才能同时学习到信任感与冒险的规范准则。

比起母亲，父亲是孩子心理上“权威典范”的指标。父亲有一定的威严，对于孩子学习规则是有帮助的。“狮子母亲”对家庭最大的影响，往往是剥夺父亲在孩子面前的尊严。心理学上说，这种对父亲尊严的剥夺，在孩子的心里，仿佛褫夺了“集体男性”的尊严。在这种状况下，女儿可能会逐渐朝母亲看齐，开始看不起男性，成年后也容易承袭母亲的强势。至于儿子，则容易夹在认同父亲或母亲的挣扎中，变得极端暴怒或懦弱顺从。

“狮子母亲”的影响也往往扩及我们成年后的亲密关系。对女性而言，我们习惯了强势母亲在家里老是指责生气，谈恋爱或生孩子后，也可能对另一半及孩子（特别是女儿）指责生气，显得急性子；对男性而言，心理上明明对这种母亲感到厌烦，但那些指责生气的话又忍不住往心里去，变成自我责备的内在对话，看似要躲避这种让自己不舒服的女人，又忍不住在伴侣身上搜寻母亲的影子，然而当强势的攻击感太过强烈，又可能对伴侣用言语或暴力来报复过去所受母亲的指责。

不要复制强势，要学习让自己坚强

“狮子母亲”往往会导致孩子有一颗脆弱的心灵，这是“累积性创伤”的结果。成长过程中，一连串强势的指责批评，造成我们对父母及对自己的信任逐渐瓦解，打从心底不相信自己，而且因为习惯被指责，所以和爱指责别人的人相处虽然不舒服，却也比较自在。或者，当没有人指责我们时，我们也会指责自己。这其实是一种自我虐待。我们不知不觉地复制强势母亲的方法，用强势来对待自己，但我们需要的其实是学习内心的自我肯定与坚强，而不是不自觉地再往强势里钻。

在家庭治疗里，有一则寓言故事：很久很久以前，有一只熊一直被关在一个很小的笼子里，笼子小到它只能用两只脚站着。关了好久之后，熊被放出来，它其实可以把前面两只脚放下来，四脚着地痛痛快快地走路，或者在地上打滚。可是，这只熊还是一直用两只脚站着。

可见，那个真实的、关住熊的笼子虽然不在了，却还是在无形中限制着它。这是我们每个人的故事。当我们长大后，有能力离开家，离开让人心碎的强势语言，可是我们却还是把自己禁锢在那个家的形象里，抓住父母从小灌输给我们的观念，来看待世界、看待自己。

这是我们用一个虚幻的笼子，关住了原本可以自由的自己。

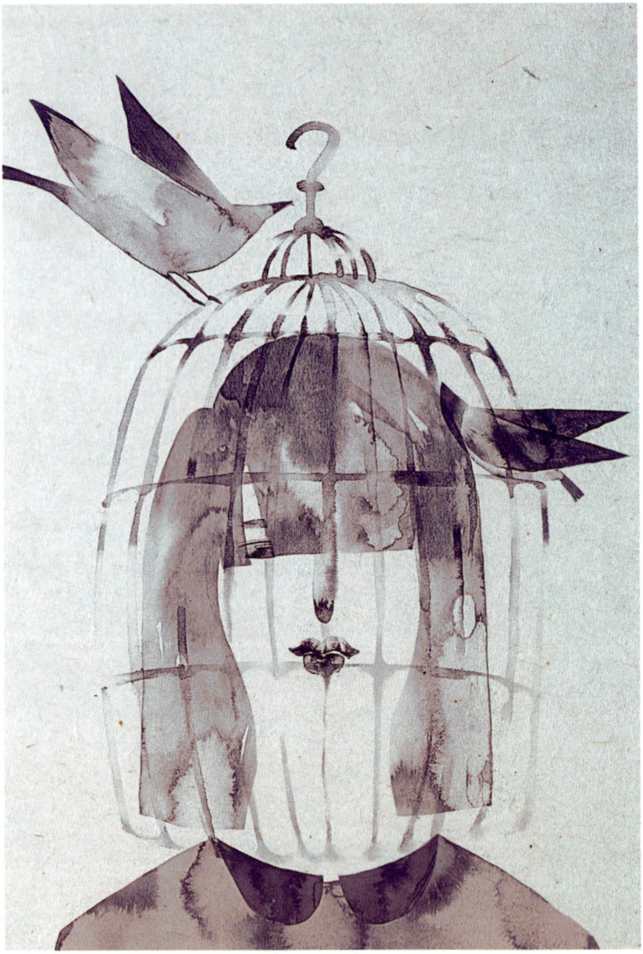

让我们一起行行好，

好好向幻想中的那对完美父母道别，

然后看到现实生活中父母真实的样子，

看到自己真实的样子。

过分唠叨的“直升机母亲”

如果我们与过于慈爱的母亲相合太久，
我们的生命和表达天赋就会陷在黑影当中。
我们会变得贫弱而非强壮。
——《与狼共奔的女人》

世界上固然有不知道怎么照顾孩子的母亲，但也有另外一种母亲，时时刻刻都关注着孩子。她们老是在我们耳边啰唆地问：“饿了吗？冷了吗？工作完成了吗？”“开心吗？难过吗？来，都告诉妈妈。”

这种母亲，往往让我们感觉太过“称职”，称职到好像要将我们塞回子宫里去严加保护一般。在这种母亲身边，可能感受到很多爱，但又被这些爱折腾到“呛奶”一般的感觉。

于是，我们可能才刚成年就想尽办法逃离这种母亲，却又常常不自觉地想起母亲，或者乖乖回到母亲身边。明明想要摆脱这种唠叨，却又对这种想摆脱的念头感到罪恶。

想丢又不敢丢的母爱最虐心，这是过分唠叨的“直升机母亲”。

从心理发展的任务来看，人只要一过40岁，就会进入需要“传承”的生命阶段。父母原本就会想要把他们所知的教给我们，以感受自己生命的“传承”。所以唠叨常带有“教导”的意味，我们可以感受到父母想要把他们的“经验”传授给我们。

但过分唠叨的父母不只想传承经验而已，而是进一步想要把这些经验“复制”到我们身上。所以子女会有压迫感，感觉父母想要掌控我们，并且这些掌控往往涉及许多微不足道的小事，令人不舒服。

“直升机母亲”无法“断·舍·离”

“直升机母亲”通常会把唠叨特别用在具有下列特质的子女身上：一是愿意聆听的女儿，二是比较贴心的儿子。也因为这种“聆听”与“贴心”的特质，有时子女给人的感觉像是把妈妈挂在嘴边的“妈宝”。

过分唠叨的母亲所制造出来的“妈宝”有两种：一是习惯被照

顾得无微不至的，一是无法违抗指令的。如果是前者且是男性，常常在选择伴侣时，会不自觉地找个可以照顾自己的妻子（但又可能不自觉地被随性不羁的女人吸引）；如果是后者且是男性，往往有苦难言，内在相当痛苦纠结，容易陷入婆媳问题，惹得母亲抱怨、妻子哭泣。

过分唠叨的“直升机母亲”对我们来说，最大的困扰是明明不想要这样，却难以做到“断・舍・离”。

“直升机母亲”的影响力会扩散到周围的人际关系

一位妻子前来精神科求诊，医生给她的诊断是“忧郁症”。她有严重的睡眠困扰，每到晚上不敢睡觉。

当我们发现自己出现某一种症状时，先问问自己：“这是从什么时候开始的？”除非这些症状是天生的，不然我们总可以找到开始的那一天。

这位妻子想了很久，她的睡眠困扰应该是“从……结婚后开始的。不，可能更早一点，从还在同居的时候……也可能再早一点，是……从交往的时候吧”。

总之，和她的伴侣脱不了关系。这位妻子从和丈夫交往开始，就常常去丈夫家里。妻子很早就发现，当她和丈夫在房里聊天时，房间门总是开着的。丈夫房间外就是厨房，丈夫的母亲总在厨房里忙着，要不就递水果，要不就送茶水，或者干脆坐进来一起聊天，打听妻子的身家背景，看起来相当热络。但妻子总感觉有些缺乏隐私。

结婚后搬进丈夫家和婆婆同住。结婚第一晚，妻子在睡梦中感觉到有人从旁边走过，眼睛一睁开，赫然发现婆婆走进新房，帮丈夫盖被子。

“啊！”半夜突然看到一个人影，妻子当然受到惊吓。

“嘘！你这样会吵到你老公睡觉。”婆婆瞪了她一眼，很不客气地回应。

渐渐地，这位妻子便不敢再合眼睡觉了。

“直升机母亲”其实是焦虑的母亲

“哎哟！你别管妈啦！她就是这样，你不要理她就好了。你也知道，我爸很早过世，她在这世界上就剩我一个亲人。”妻子第一次跟丈夫提起时，丈夫这么回应。

“可是，不只睡觉而已。我煮饭的时候，她会告诉我用几匙盐、几匙糖、几滴酱油；我买菜的时候，她会告诉我走哪条路最快……”妻子试图解释。

“她也是这样对我的。难道，你要让她来跟我说这些柴米油盐的事吗？她都是关心我们呀！”丈夫拍拍妻子，很怕妻子也变成一个过分唠叨的人。

事实上也是这样的。丈夫如果不能好好理解，或起码对妻子被过分唠叨袭击表示支持，这个妻子也很有可能变成一个“过分唠叨”的妻子，或是“压抑忧郁”的妻子。

的确，母亲唠叨的背后往往是关心，但那种关心其实是焦虑的体现。母亲的焦虑往往通过这种唠叨的传递，在无形中把我们推入“低人一等”的心理境界（难道我们连这些小事都不懂吗？），所以才令人感到厌烦。

面对关心和焦虑，顺从不是唯一方法

对于过分唠叨的母亲来说，她们眼里的孩子是长不大的。或者应该说，她们在心理上，宁愿我们还是小时候的样子，才能感受到子女在她们身边不曾离去。所以用过分唠叨来让子女觉得自己“低等、无能”，但事实上，母亲才是真正无法离开我们的人，才是真正缺乏安全感、怕被我们“丢弃”（怕我们不要她）或怕我们“消失”（怕我们出意外）的人。

对于这样的母亲，我们不能只是顺从而已，因为顺从并没法解

决一个人的不安全感。不安的母亲需要的是放松，是重新敞开心扉感受爱，并且学习把关注力从别人身上拉回到自己身上。所以，我们要很清楚地告诉母亲：“我长大了，那些事情真的不需要你管。”试着把亲子之间的界限拉出来，不管有多么困难。

这不只是为了我们好，也是为了一生都为别人而活的母亲。当我们愿意走出“顺从”的魔咒时，才有机会训练出母亲的“独立”。

后记：故事中的夫妻，后来搬出母亲的家，在附近租房子。虽然因为多付房租被母亲叨念责怪，还为此争吵了一年多，但最后，母亲终于去学跳舞了——这是她为自己的生命所做的第一件事。

制造伤痛的“刀子母亲”

我不知道我对这婴儿有什么感觉。
我好像是恨他的，
他像是套在我脖子上的秤锤。
可是他哭起来又刺着我的心，
我不敢看他的小手小脸。
——乔治·艾略特

有时，我们在生活中会遇到一些自己没办法控制的状态。比方说，明明已经准备充分的一场会议，却频频感到身体发热、呼吸急促，紧张到无法控制。

这些“与生理反应相关”的状态，往往和我们小时候的遭遇有关，也和我们被教养的方式有关。当我们成年时，遇到某些与过往相似的情境元素，那些来自童年时期的反应就会重现，而在自我保护机制下，往往会通过生理反应来体现，这是一种“穿越时空的焦虑感”。

因为超越此时此刻，所以让人感到难以控制。但仔细向内探索，这些焦虑通常有其来源，找出脉络就有办法克服解决。而这个脉络，往往和给我们的童年制造伤痛的父母有关。

心理创伤常以生理上的痛苦表现

一位女大学生在公共场合突然蹲在地上动弹不得，脸色惨白，吓坏了周围路人。

“我要找辅导老师。”女学生说。

于是，她被热心的路人带到辅导室。

在辅导室里，女学生仍然弯着腰、抱着肚子，仿佛非常疼痛，无法起身，又仿佛被什么东西附身。辅导老师将一个抱枕硬塞进女学生用手环抱着的肚子里，女学生紧紧拽着抱枕。

“我数到三，要把你的痛苦抽出来了！”辅导老师一边对女学生喊话，一边准备拉出抱枕。抱枕象征她的痛苦。

“一 —— 二 —— 三！”辅导老师将抱枕从女学生身上抽离，两人好像费尽力气抽出什么巨大的痛苦一样，女学生顿时身体放松，瘫在椅子上。

辅导老师说：“痛苦都抽出来了，我们来看看这是什么。”

这是我们在从事心理工作时常见的现象。心理学认为，人的情感痛苦如果无法用言语说出来，就可能转化到身体及行为上。所以心里痛苦的时候，常常觉得头痛、无法呼吸，但又不是真正的生病，只是因为情感生病产生的生理不适。通过具象的媒介（抱枕），可以引导当事人觉察与说出这种抽象的疼痛。

生理反应透露童年记忆

仔细询问，原来女学生刚刚在公共场所听到一对情侣吵架。情侣吵得越大声，女学生就越害怕，后来男生作势要打女生，一个巴掌下去，女学生顿时感觉腹痛到无法动弹。

辅导老师问：“这个巴掌让你想到什么？”

女学生一开始难以回答，开始哭泣，直到不断被引导放松，才说出自己父母的故事。

女学生的父亲嗜赌成性，在她很小的时候就因为欠债跑路和母亲离婚。年轻的母亲独自带着年幼的她，很快就交了新男友。当年女学生才三岁，母亲和男友同居，却时常因为她这个拖油瓶而争吵。当时母亲有一份夜班的工作，只要她一出门，同居男友就会在酒后毒打年幼的女学生，而且为了不让她留下太多伤痕，同居男友常常抓着女学生的头去撞墙。

女学生可以自立后，便很快逃离这个家出外念书。母亲后来和那个男人也没再继续交往。但当年的阴影就这样留在心底，连在公共场合看到情侣冲突都会一触即发。

女学生讲到此，哭泣加上生气，手和身体都在发抖（这种反应就是童年时期她面对毒打时的生理反应）。但当她花了一段时间终于说出这段创伤后才发现，她生气的对象其实并不是她母亲的同居男友，而是她自己的母亲。

“她当年应该保护我，但是她没有。”

对母亲的恨意一直藏在心里，表面上却要当个好女儿，生怕这些恨意不小心挣脱出来，摧毁母女关系。

“我妈妈真是一个恶魔。”女学生说。

穿越时空的焦虑背后，最重要的脉络是那个制造伤痛的母亲。

能够用语言表达，创伤就有转化的契机

一周后，女学生再度来到辅导室。

不同于之前的虚弱，她的气色明亮：“我突然发现，我妈妈不只有恶魔的脸，还有温柔的脸。”

问她发生了什么事，原来，一切转变开始于说出对母亲的恨意之后。

有天晚上，女学生看到路边有一个卖豆花的少妇。少妇推着一辆推车，一边吆喝一边忙着盛豆花给客人。推车旁边的一个大铁筒里，躺着熟睡的年幼的小女孩，看起来应该是少妇的女儿。少妇就这样边卖着豆花，边看顾着自己的小女儿。每盛一碗豆花给客人，就会回眸看小女孩一眼。少妇的侧脸，在夕阳下映照在女学生的瞳孔里。在那一瞬间，女学生看到一张属于妈妈的温柔的脸。

讲到妈妈温柔的脸，女学生脸上的表情也变得柔和："我妈妈以前也有这么温柔的脸。"

她想要去找回记忆里妈妈那张温柔的脸。

为何会有如此转变?

因为她终于发现：面对童年时期曾经为我们制造伤痛的母亲，也许随着成长的过程，我们对她们的所作所为积累了层层的恨意，但那恨意之中，仍藏着对母亲的渴望与爱。

母爱即使残忍，孩子仍奋不顾身地紧抓不放

这与心理学中一个相当著名的"母爱实验"有关。

研究者让刚出生的恒河幼猴离开亲生的猴妈妈，分成两个队

伍：一群住在由铁丝网编成的猴妈妈身边（铁丝网上有喂食的工具），一群住在由绒布做成的猴妈妈身边（绒布比较温暖，但是无法喂食）。

研究结果发现：即使没得吃，生长在温暖的绒布身边的小猴子，性格比较健康，也比较少出现攻击行为。由此可见，孩子是需要温暖与拥抱的。

这个“母爱实验”后来还有进阶版：研究者在小猴子所爱着的绒布猴妈妈身上，装了会发出攻击的武器，只要小猴子一靠近，就会被绒布猴妈妈身上的装置射得遍体鳞伤。但结果却令人惊讶：即使小猴子会为妈妈所伤，仍然奋力地想要接近妈妈！这是一种很原始的本能与心情：即使母爱会伤人、很残忍，但我们仍渴望母爱。

这或许也是造物主对身为孩子的我们最不公平的地方。即使是最令人痛恨不齿的母亲，仍然在孩子成长的过程中深深嵌进孩子心坎里，让我们保有对母爱渴望的天性。

如果我们是从小被母爱包围长大的孩子，成年后也有能力去爱人，这真是一种幸运。但如果我们没有此等幸运，而是在残忍的母爱中成长，也请理解：那些残忍爱着的母亲，其实也在残忍的爱中长大。

父母有他们的过去和故事，他们可能确确实实伤害过我们，但怨恨他们却永远无法让自己快乐。更何况怨恨的背后，并不是真的气他们当年做了什么，而是气他们没能给我们一个健全的家庭，害我们无法培养出完整的人格。在我们怨恨童年创伤的背后，往往是对自己的不满和生气。

越是对父母生气的人，其实越放不下父母带来的创伤，最后只好用不快乐来纪念被父母伤害的过去。越是对父母生气的人，其实也越胆怯于面对自己的不足，所以常常把错怪到父母制造的伤痛上，这样就可以永远活在童年的伤痛里，不用为成年的自己负责。

但成年后的人生原本就掌握在自己手中，我们大可用那还未经历的数十年，来改变生命前些年的命运。那活在未来的自己，拥有无穷的释放过去伤痛的能力。

缺席的“透明母亲”

每个孩子都期待和母亲融为一体，
只要母亲在身旁，
就不会有孤独感。
——弗洛姆

不管我们此时此刻怎么看待母亲，在很久很久以前，我们都曾经有过一个共同的心愿：即使天崩地裂，也不想与母亲分离。

然而，不用等到天崩地裂，我们才稍稍长大，就忍不住和母亲保持距离。但在某种状况下，与母亲分离变得异常困难——当母亲在我们生命中缺席。因为记忆中不曾拥有过母亲这个角色，又何来分离呢？

记忆中缺席的“透明母亲”，可能由下列两种原因造成：

第一种状况，与母亲有实际分离经验。比如，出生后母亲就过世、被母亲遗弃，或因为父母离异、分居，导致我们与母亲分离。

第二种状况，并无与母亲实际的分离经验，但心理上却长期感受到与母亲不亲近。比如，母亲因为过于忙碌或其他原因而忽略我们的情感，造成心理上的疏离。

上述状况如果发生在孩子三岁前，往往会产生相当大的失落感，对成年后的影响往往是：难以忍受分离，对于分离会表达抗议，显得无精打采，甚至感到绝望，导致在关系中常常感觉不安，难以真正与人亲近。

实际缺席的母亲与心理缺席的母亲

M小姐的母亲在她出生后就离家了，她由爷爷奶奶一手带大。面对这个背叛家庭的女人，没有人愿意在M小姐的成长过程中向她提起。M小姐自然也感受到，“母亲”是家中的禁忌。记忆中的母亲一片空白，连长相、年龄都不知道。

但M小姐常常偷偷想象母亲的样子，她会怎么和我相处呢？她说话的声音是什么样子？她会喜欢抱我或者听我说话吗？如果我有母亲，我和现在会有什么不一样？这些问题没有人可以给她解答。

由爷爷奶奶带大的M小姐，后来成了非常上进的女孩，因为她有时不知道哪里才是自己的家，那种“寄人篱下”的感觉激发她用功向上，只为了报答爷爷奶奶的养育之恩。她不敢耍赖，也不敢想象，当个赖皮的小孩会有什么后果？

另一个案例：N小姐和母亲住在一起，但是心理上，她一直觉得自己没有母亲。

原来，N小姐的亲姐姐，出生后就是一个需要特殊照顾的孩子，母亲将所有心力都放在照顾姐姐身上。之所以会生下N小姐，是为了未来有人可以在母亲死后接手照顾姐姐。

对N小姐来说，母亲不是她的母亲，是姐姐的母亲，而自己是未来要成为姐姐母亲的替代品。所以，她必须像母亲一样坚强，才能完成这个天生被赋予的任务。

缺席的“透明母亲”让子女想爱又怕背叛

M小姐和N小姐有一个最大的共通点：她们似乎都接受了这样的命运，但心理上却对此感到生气。她们很难真正相信别人，却又忍不住在刚进入青春期就开始大谈恋爱，心里好像有种空洞，非得做点什么才能被填满。但她们不敢真正相信爱情，怕这个人也会在不经意中先行离去，就像她们的母亲一样。

缺席的母亲对我们造成最大的心理影响是：对所有关系的不安全感，害怕陌生又缺乏归属的环境，十分渴望他人对爱的保证与安抚，这些都起源于母亲。因为我们无法及早从母亲身上感受到分离后的安全感，就对分离有过多莫名的想象与恐慌。

这常常让我们谈恋爱谈得不太顺利，想要掌控，又害怕被人背叛。

学习与母亲的“影子”分离

与记忆中缺席的“透明母亲”共处，最困难的是摆脱自己内心的阴影。因为母亲实际或心理上是不在的，所以许多与母亲有关的事情，其实都来自我们个人的想象。

我们可以随着心情好坏，决定这个想象是正面或负面。比如说，我可以把自己被母亲抛弃想象成是逼不得已，也可以想象成母亲是恶意遗弃。因此，我们把自己困在这种情绪起伏的折磨中，苦苦追寻母亲缺席的答案。事实上，我们无法肯定任何一个答案，因为当年发生的一切，早已成为遗落在时间流的历史。

重要的是：我们究竟“想”为自己的生命留下怎样的母亲。或者说，我们究竟“可以”为自己的生命留下怎样的母亲。

如果母亲还真实存在着，请别那么快就想象她将永远在你的生命中缺席。她好端端地活着，等着我们去重新认识、创造关系，不需要那么快就给这段亲子关系判死刑。

如果母亲已不在，我们心里终究要和这样的她们说再见，老是抓住一个已经不在的影子不放，往往只是为了满足自己的不甘心。

我们的母亲也许不曾出现，也许疏离，也许不完美，但我们心里终究要和这样的她们告别。

我们生而不能选择母亲是否在自己的生命中缺席，但却可以选择和缺席的“透明母亲”分离。这种分离中，可以带着一种怀抱祝福的相信：相信即使母亲缺席却仍然生存下来的自己，以及祝福生存着的自己可以找到如同母婴之间一样安全的关系。

父亲是勇闯人生的“燃料”

在一个理想的状态中，父亲的功能是这样的：

父亲扮演“燃料”的角色，能够推动孩子向前探索，从母亲安全的怀抱中走入人群。孩子成长的过程，面对未知的世界会有许多恐惧，但通过父亲的鼓励与示范，将学会跌倒后自行爬起、面对困难时解决问题，并打从内心发展出对世界的兴趣，与对于人生的冒险冲劲。

父亲，是我们对未来与未知充满好奇的源头。

权威的“国王父亲”

父子之间是一个爱从未消逝的故事，
只是这个故事经常以吼叫、
愤怒与羞辱的方式上演。
——《该隐的封印》

比起与母亲关系的细水长流，和父亲建立关系是很急促的。可能就在童年时期，不知道哪一天、不知道发生什么事，原本可能总黏着母亲的孩子，有一天“突然”渴望和父亲在一起。而且和父亲在一起的神情，往往和与母亲在一起时不同：和母亲在一起时充满信任与稳定，和父亲在一起则感受到兴奋与热情。

这是因为在心理意义上，父亲角色代表着与“他人世界”的连结。通过父亲的描述与带领，会形成一个对外在世界的意象，产生向外探索的欲望。

父亲是让孩子生命往前推进的“燃料”。当年幼的我们仰望父亲高大身影的同时，其实也在仰望自己的未来。所以，一个积极、对外在世界充满兴趣又愿意分享的父亲，会激发出孩子内在的冒险与创意。但偏偏许多时候，记忆中的父亲和母亲相较之下，似乎总是遥远而难以亲近。我们并不容易从父亲脸上的表情判断他的悲喜，想亲近父亲往往也不知从何亲近。

面对记忆中那张威而不怒的脸孔，这是权威的“国王父亲”。

“国王父亲”的情感城堡不是一日造成的

一项由美国印第安纳大学主持的心理学研究中，研究者用扩音器对学龄期的男孩和女孩播放婴儿哭声，观察他们的心理状态及行为反应。结果发现：女孩大多会对着扩音器说话，试图安抚婴儿，而非直接关掉机器，并且她们的心跳在婴儿哭声下较不易受到干扰。相对地，男孩听到婴儿哭声，心跳会加快，显示心理压力大增，而心跳越快的男孩越容易选择激烈的行为，如大叫“闭嘴”，或直接关掉机器。

心理学家从这个研究中得出一个可能的假设观点：男性之所以

没办法好好管理自己的情绪，不见得是情绪管理技巧的问题，而是因为太在乎别人的反应，所以宁可逃避充满情感的人物和情境，比如他们的家人、妻子或者小孩。

由此可见，当来自外在的威胁入侵他们的心时，男孩（也就是日后的男人）只好学习隐藏自己的感觉，躲到自我的城堡里，就像许多电影里的英雄人物一样，独自承担成长过程中的心理压力。

“国王父亲”习惯以严厉表达关心

我曾在街上看到这样一幕：

一间商店里，通往上面楼层的楼梯陡峻。一对兄弟陪着父母采买日用品，年纪尚小的兄弟俩在店里嬉闹着。哥哥追逐弟弟，弟弟踩上几个阶梯后，一不留神，小腿撞到楼梯板，还好站得稳，没滚下楼梯，却因疼痛哭了起来。

我是站在楼梯旁目睹情景的几个陌生大人之一，正想上前询问，只见孩子身旁的父亲在哭声响起的刹那间，眉头一皱，确认孩子没摔下楼梯后，神情从一开始的关心紧张转为脸色一沉，大声呵斥：“你给我站起来！你看看你！你看看你以后还敢不敢这样！不准扶他！”这父亲眼神一扫，旁边那位原本打算去扶儿子的母亲连忙收回已经跨上前的脚步。

小弟听父亲这样一吼，哭得更大声，但随着父亲的吼声越来越大，也只能咬着嘴唇，忍住抽泣，吞下委屈。旁边的我也看得揪心，父亲明明心急又担忧，却只能用权威和吼叫来表达关心。

这是一种父亲之于儿子，儿子成年后又成为父亲的“代代传递”。

教养儿子的迷思：铁的纪律下，男孩才能成为真男人

男孩的活动力天生大过女孩，常常给家庭和学校带来困扰。许多研究结果证实，比起对女儿的教育方式，家长对儿子的管教往往较为粗暴。在许多父母教养男孩的潜意识里，甚至假定粗暴的管教可以让男孩成为一个真正的男人。就像在某些文化下，男性成年礼就是把男孩们丢到雪地或荒野里一整天，让他们在严峻的环境下学习成为一个“真正”的男人。

虽然现在这种文化习俗日渐式微，但父母的管教行为仍隐含着刻板的性别印象。父母对儿子和女儿表现脆弱时的反应通常有所不同：女孩掉眼泪往往容易被接受，也容易得到安慰；但如果男孩在成长过程中老是爱哭，父母就会相当担心。反而是当男孩表现出某些暴力行为（例如踢椅子）时，父母才觉得这样比较正常。

许多父母对男孩实施“铁的纪律”，但对女孩较常采用“爱的教育”。男性就在这样的“坚强教育”中，从出生时想哭就哭的

不完美的人生，才是充满惊喜的真实人生。

成年后的我们，

离开了充满全能幻想、不愿接受现实

又总爱理想化人与事物的婴幼儿年代，

也许早就体会到：

家庭绝不可能完美，父母只是凡人，

而我们永远当不了王子和公主。

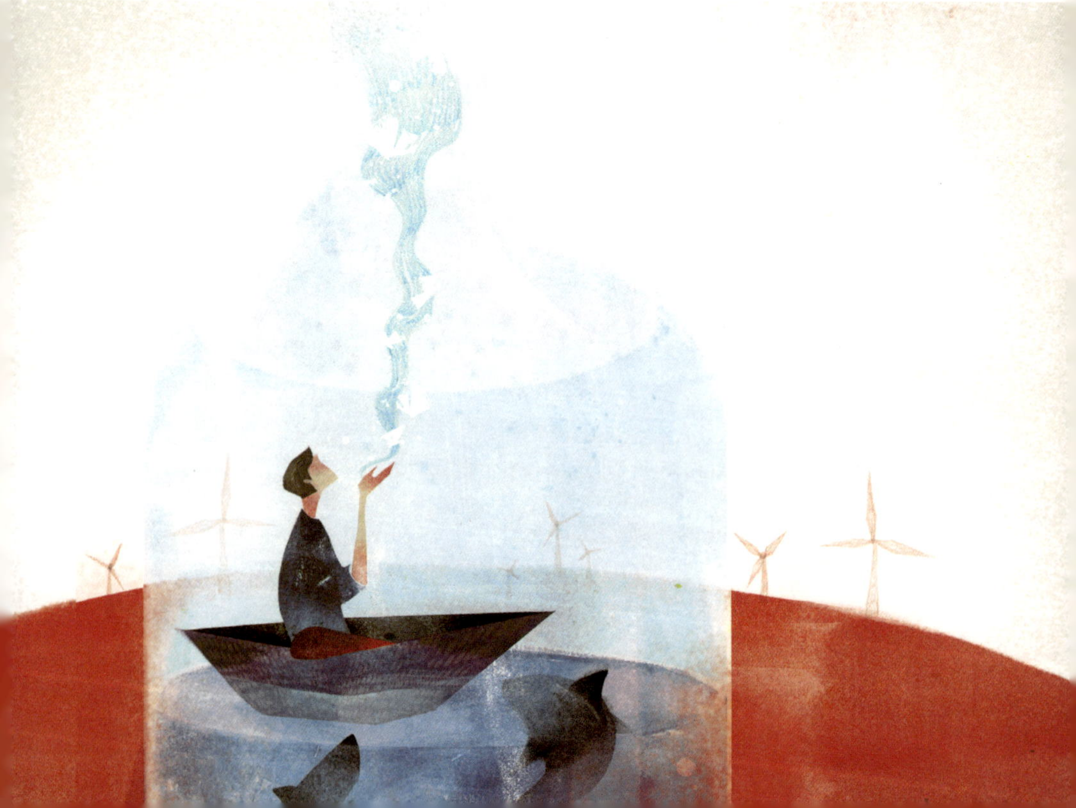

"小男孩"，逐渐被训练成把情感封印心底、不善表达情感的"大男人"。这种刻板印象下的父子情结是会一代传一代的（相较之下，父亲对女儿多半是"礼遇"的，且大多保有"前世情人"的尊贵地位）。

所以心理学家才说：这些严厉的父亲，常常是因为人格还没真正成长到一个成熟男人的状态（成熟男人其实是可以处理自己情感的），才需要用过度权威和严厉的脸孔来包装自己，让自己看起来更像个男人。

可惜，和权威般的"国王父亲"相处时，不见得能理解他们心里的这一层。我们很容易因为父亲的权威冷漠，觉得与他们关系疏离。

虽然比起母亲，与父亲疏离的杀伤力似乎小了许多，但回顾过往，才发现是心里的一种遗憾。

"国王父亲"对孩子的影响直接反映在孩子对权威者的态度上

要知道权威的"国王父亲"对我们造成什么影响，想想自己对权威者的态度就知道了。

如果我们在工作中遇到一个不苟言笑的男性主管，会对他有什么想象和态度？

靠近就会感到害怕？

忍不住要和他保持距离？

害怕他对自己有负面的评价？

不自觉想要攻击或反抗他？

还是，忍不住想要逗弄他，撕开他不苟言笑的假面？

谈到这里我们应该明白：这是我们潜意识里想对父亲做的事。我们成年后面对权威的态度，往往就是童年时面对父亲的态度。我们成年后面对权威的感受有多纠结、多复杂，就表示权威父亲在我们内在留下了多少尚未处理与解决的遗憾。

唯有真实地贴近自己，才能真实地感受，自己与父亲之间的关系并不是用表面上的疏离就可以轻易解释的。与父亲疏离的同时，也常常与自己的情感疏离。

“国王父亲”的情感城堡虽坚固，但总有入口

看清楚权威的“国王父亲”住在自己的情感城堡里，可能会让我们感到挫折，感觉父亲的真实情感遥不可及。然而，情感城堡再坚固，也总有入口，不然我们以为父亲是怎么走进去的？

“国王父亲”的情感入口在哪里？有一个非常值得观察参考的依据，就是他和伴侣（也就是我们的母亲）之间的关系。

如果父亲曾经在我们面前表露出对母亲的温柔，他的情感城堡基

本上还是愿意打开门的。如果看到了他敞开心扉的一面，却仍然感到疏离，那就是我们的问题——我们还没找到方式看见父亲的情感。或者，我们心理上根本就觉得，父亲表现出情感其实也挺恶心的（当人们不习惯某件事情时，就会产生一种不太舒服的毛躁感）。

面对这样的父亲，不能总让母亲成为我们之间的传声筒。子女需要跨出脚步面对和理解，藏在我们和父亲之间的“装模作样”到底是为了什么？究竟是父亲在闹别扭，还是我们也在闹别扭？

如果父亲从不曾让我们看见他的温柔，包括他与母亲之间，往往表示他自己才是那个负荷太多情感而最辛苦的人。如同我们盼望被父亲理解一般，他其实比子女更需要被人理解，因为他可能连理解自己都有很大的困难。他在心理上仍是一个需要我们帮助的“大男孩”（嘘！这种事情，我们自己知道就好了）。

诚实面对自己的心，勇敢面对你的“国王父亲”心里的脆弱，但与此同时，千万别太粗暴地挑衅那权威脸孔下善感的情绪。

停留在青春期的“半熟父亲”

或者，
我只是被自己需要你的方式吓住了。
——保罗·麦卡尼

许多父亲的成长经历可能是这样的：他们当然渴望与人情感的联结，但社会文化并没有太多机会允许他们练习表达情感。他们总是习惯在一些充满竞争的游戏中与人建立关系，这让他们不习惯表现出温柔的一面，因为这些柔性的特质在他们青春期时可能是被称为“娘娘腔”的表现。

因为从青春期时就藏起温柔，成为父亲后，对情感表达自然变得相当别扭，这是情感状态停留在青春期的“半熟父亲”。

“半熟父亲”对于情感的表达仍停留在青春期

有一个真实的故事：

一位高二男学生在交谊厅里假装因为父亲的死显得十分悲伤，另一位不知情的男孩信以为真，不断安慰他。没过几分钟，这位假装悲伤的男学生和身旁的同学开始捧腹大笑，嘲笑那个安慰人的男孩，因为他们是骗他的！

这是一个令人心碎的恶作剧！男孩安慰人的反应竟被其他同学嘲笑是“娘娘腔”。于是这个安慰人的男孩后悔了，从此学到：再也不轻易表露自己的情感。

像这种既害怕被同龄人耻笑，又缺乏情绪出口来消化被耻笑的不堪经验的人，之后在面对他人过多的情感时，就可能感受到被淹没而迷失。年轻时，也许转身去打个球就能解决；为人父后，专注工作似乎更容易些。因为专注于这些外在的事物，能让他们不用去面对表达情感时可能遭受拒绝的尴尬。

从男孩成为男人，从男人成为父亲，他们的情感表达可能仍停留在那些青春期的回忆里。

面对女儿，“半熟父亲”更像个别扭的大男孩

当我们逐渐成年，可能会不知不觉地开始挑战父亲还留在青春期的情感表达。即使父亲中年后在事业上意气风发，情感上可能还停留在害怕受伤的青春期。所以和父亲的相处常常是：问他功课、工作，他对答如流；问他感情、和他谈爱与欲望，他可能讲出一番道理（比方说：哎呀！男人就是这样……爱情就是这样……），但子女却听不懂他要表达的到底是什么，或者对他的长篇大论感到不耐烦。

他也许可以教儿子自慰的技巧，或者如何面对与控制青春期的欲望；他可能会在儿子失恋时说“别伤心了，像个男人！”，但面对女儿失恋时，却往往不知所措。

这是一种停留在青春期的父女情怀。相较于儿子，父亲对女儿常常是爱到心坎里，却不知该如何表达。

父亲的别扭常导致不自觉的回避

一个30多岁的女人，和父亲之间就存在着一个未曾说出口的心结。

在她还是个小女孩时，因为家里兄弟姐妹多，爸妈没空帮每个孩子整理仪容，于是不管三七二十一，孩子们不分男女统统被抓来

剪成小男生头。她当时年纪小不懂事，后来慢慢长大进入青春期，身体开始发育，发型却还是为了方便留成小男生头。

有一天，爸爸骑着摩托车载她上学。当在一个红灯前紧急刹车时，她刚发育的胸口恰好撞上了爸爸的后背。她感觉到爸爸的身体怔了一下，背脊一缩，硬生生拉长了与她之间的距离，女孩心里受伤不已。

为什么小女孩感到受伤呢？因为她虽然剪着男孩头，心里却还是期望像个女孩一样被父母对待（在“成为一个女性”的历程上，之于女孩身份，最重要的当然是身为相对性别的父亲的态度）。她身在兄弟姐妹多的家里，却努力在寻找自己的与众不同，进入青春期后，这个特质当然要透过性征上的魅力加以展现。谁知在寻找的过程中，小女孩自以为慢慢蜕变成少女，但爸爸第一时间远离的反应却让她觉得成为少女的自己是不被接受的，所以她感到悲伤。

“你爸爸是不是不好意思啊？”我问。因为这怎么听都和害羞的男生载着第一次联谊的女生时的反应一样。

“不好意思？”她有点困惑，陷入沉思。

“对呀！虽然对爸爸来说，你是女儿，但你终究还是女的吧？”

“你爸爸平常和女生相处的情形如何？”我又问。

即便是和自己的女儿，父亲也难以脱离平常和女性相处的模式。如果父亲在情感上是个停留在青春期的别扭大男孩，面对渐渐长大的女儿，也很难一下就处之泰然。所以，若要求父亲突然习惯他们不擅长的情感反应，也真是太为难老人家了。

看穿“半熟父亲”的别扭

如同故事中的这个小女孩，人生中太多有意无意的悲伤，可能就是像这样在一次次的误解中堆积出来的。但事实上，我们远比自己想象的还要了解父母，只是碍于天生的大脑机制，阻止我们往好的方向去想。我们常常明知道父母没有那个意思，却要在脑海中把他们想象成会拒绝与伤害我们的魔鬼。

但他们多半真的没有那个意思，特别是像个别扭大男孩的父亲。

直到我们愿意看穿他的别扭，将父亲看到心坎里，才发现父亲那笨拙的把戏，其实我们心里老早就明白，只是不愿意相信而已——这又是另一种自虐的青春期悲情了。

暴力的“教鞭父亲”

当我们曾经饱受折磨，
却愿意深入痛苦之中，
必然会拥有难以测量的深度。
——《与狼共奔的女人》

一位在职场中呼风唤雨的男士告诉我，他是从小被父亲毒打长大的。

“我这辈子最大的努力，就是为了不要成为他（父亲）那样的人。”他说。

但这位男士又不得不承认，他在家里仍然习惯延续对待员工时的霸气，发起怒来会忍不住板起脸、握紧拳头，对孩子破口大骂，一如当年父亲的翻版。

“所以我也很气馁！”这位男士说，“我已经很努力不要成为他那样的人了！”平时霸气十足的男士此时却垂头丧气。

困在王子与野兽之间，这是习惯使用语言或肢体暴力的“教鞭父亲”。

王子与野兽的预期心态形成男孩的心理风暴

心理学上说，社会文化对男孩有两种不当的、预设的刻板印象：其中一种是“野兽”，预期这样的男孩行为难以受控；另一种是“王子”，预期这样的男孩拥有领袖的力量与成功特质。

另外，许多心理学研究则证明了：“预期心态”将在学习阶段对人产生相当大的影响。例如，被预期是“野兽”般的男孩，因为从小就不断被人这样看待，长大后较容易出现难以驯服、具有威胁性的行为。就像学校里时常看到的画面：一个明明没有偷东西的男孩，却偏偏生来就长成一副偷东西的模样（为什么？没有人知道！通常我们都是跟着别人一起这样认为的），当班上有人丢东西时，老师可能第一个就把他叫来。即使他喊冤，老师也相信了他，但他的幼小心灵已经受到伤害。

而从小被预期是“王子”的男孩呢？长大后更有可能接近成

功，但这也代表他们在成长过程中承受了比别人更多的成功压力。比如说，当他们某次考试成绩很差，别人可能会说："哎呀！你的实力不只这样。再加油！"（如果当真实力只有这样的话，又怎么样？）而当他们考得好时，却被认为理所当然。换句话说，因为过高的标准，"王子型的男孩"在成长中受挫的经验也许不比"野兽型的男孩"少。

无论如何，上述这两种极端的形象预期，都有可能在男孩时期就制造了他们的心理风暴，以致他们成为父亲后，可能对孩子严格要求，或者会使用打骂的方式来管教孩子。

暴力父亲多半有受挫的经验

在童年时期曾经被预期是"野兽形象"的父亲，长大后也容易以野兽形象来看待他们的孩子（特别是儿子），并且以"野兽父亲"的形象管教孩子。他们懒得跟孩子解释太多，不听话，揍下去就是了！这是他们惯用的、最简单而直接的管教方法，是他们生命中一直以来最为熟悉的，也是别人曾经套用在他们身上的方式。所以，"野兽父亲"是整个社会文化共谋的结果。

同样地，在童年时期曾经被预期是"王子形象"的父亲，长大后也往往容易抱着"恨铁不成钢"的心情对孩子严加管教。他们使用暴力是为了让孩子成为新一代的“王子”。这些父亲的要求可能很多，他们可能使用打骂来管教，也可能使用带有轻蔑的“冷暴力”。在这种父亲面前，有时会让我们觉得惭愧得抬不起头来，因为能力不足的自己好像没有资格当这种“王子父亲”的儿子。

另外，一些会使用更严重暴力管教的父亲（例如使用具有伤害性的工具，像是铁条等），心理学研究发现，他们可能在童年时期遭受虐待、父母离异或死亡等难以说出的痛苦，或是曾经被师长及同辈欺凌、伤害……当男性觉得周围环境具有威胁，觉得被羞辱而感到挫折时，就容易用暴力手段报复这种情感上的伤害。

暴力背后不见得一定是攻击的欲望，有时是男性用来自我保护的方式。换句话说，会使用暴力的父亲，不见得是因为我们做了什么才动手，反而是因为从我们身上感受到挫折而打人。

暴力的“教鞭父亲”可能以此作为自我保护的盔甲。

当父亲不愿意承认自己想保护的挫折情感——不管是对自己感到挫折，还是对孩子感到挫折——暴力就会变得难以控制。

我们可以想象一个画面：一个严肃威武的父亲，面对误打孩子的罪恶感，即使心跳的频率提醒他要做些补偿，心急的感受却让他更加别扭，他已经分不清怒气究竟是出于对自己的不理解，还是出于对孩子的不谅解。

也许对父亲而言，这种复杂的情绪是世界上最难解的议题，不像职场上的简单、明快、果断，而是一种未曾被好好教导的“亲情”。亲情是一种需要被理解、被包容、被温暖对待的复合性产物，但这些元素在使用暴力的父亲身上，却偏偏是他们成长中不曾被教导与对待的。

当父亲未曾真正感受亲情的温暖，他们又怎么知道如何给予？

学习面对暴力中的挫折情感

要从被父亲责打的童年脱身，先问问自己：在父亲的暴力中，我产生了什么样的挫折情感？

觉得自己不值得被爱？觉得自己很无能？甚至有时觉得自己没有资格活着？或者，也许因为曾经被责打的阴影，不知不觉让自己陷入一种“心冷”的境界，把心关起来，就以为感受不到痛。

如果我们没办法面对自己的挫折情感，父亲外加的暴力就会成为我们心里的冷暴力，浇熄我们原本热腾腾的一颗心。重新感受自己的挫折情感，也许会感觉有一点刺刺的、热热的心痛，但当这个心痛能被自己看见而且理解，才有机会让别人的温暖重新进入自己的心。

暴力父亲是没办法面对与处理自己挫折情感的父亲，也是如此脆弱而需要用暴力来自我保护的父亲。但幸运的是，当我们终于理解他们后，就有能力避免自己走上同样的路。

缺席的“隐形父亲”

当我们和另一个灵魂站在一起的时候，
我们就变得强壮。
当我们和他人合在一起的时候，
我们就不会被折断。
——《与狼共奔的女人》

家庭是由三人以上的成员所组成。

犹记得我们很小的时候，课本上总这样描述家庭的定义：三人，意指父亲、母亲，以及一个以上的孩子。在那个年代，我们对于家庭幸福的定义，就这样肤浅地被框架限制住了。

当我们开始经历人生，经历社会变迁，才慢慢发现，由三人组成的幸福家庭，不见得能成为每个人生命中的必要条件。因为在许多人的成长过程中，父亲的位置虽然牢不可破占有一席之地，但我们成年以前，父亲在回忆里可能总是缺席，甚至感觉有跟没有一样。

爸爸不去哪儿，爸爸在我们的记忆里

从大陆红到台湾的真人秀节目《爸爸去哪儿》中，一群明星爸爸带着年幼的小孩，离开文明世界，深入各个村落乡镇，不只野外搭棚、下田摘菜，还抛头露面、沿街叫卖。几位生活堪称富裕的爸与娃，就这样开始一场不同于现实生活的亲子之旅。

我一直在想，这样的节目为何能吸引人？节目里最重要的元素是：一群平时很忙的明星爸爸（我们可以假想，这些明星平常一定不太有空参与孩子的日常生活），和一群未成年的明星孩子（太大的孩子可能就懒得理你了，到青春期谁还想跟爸爸黏在一起出游？）。这些元素背后最重要的理念是：把平常可能习惯缺席的父亲拉回到没有母亲在旁边帮忙、单纯的父子世界里，而且要趁早。

所以，节目中大量制造父亲与孩子相处的机会。例如，父亲带着孩子野营，或者交换父亲带孩子，再不然就是让父亲乔装成陌生人，看孩子会有什么反应。

当这些情境出现时，明星爸爸们大多可以透过摄影机观察自己的孩子，这种观察逼得他们在大量的刺激下快速地理解自己的孩子，同时多少也满足了我们内心对于缺席父亲的好奇与“报复”（拜托！对于老在自己生活中缺席的爸爸，谁不想趁机好好整他们一下？）。

是的，如果可以，我们也希望父亲不要这样终日忙于工作，可以好好待在我们身边。

因为缺席，对父亲只能想象

“我们有爸爸，只是爸爸总是不在！”这可能是很多人童年记忆中的情形。

即使是外遇所生的孩子，因为爸爸总是要回原配家而缺席，这个孩子在心理上还是可以拥有爸爸——因为母亲习惯性的盼望，总给爸爸留了一个位置。

在各种社会共谋的状况下，我们其实很难真的没有爸爸（我们的身份证明上“父亲”栏中大多都一个名字），只是爸爸可能常常不在，反正只要联络簿里有母亲或任何一个大人，或我们自己签名就可以了。“母姐会”是用来让母亲和姐姐参加的，从没有人用过“父姐会”或“父兄会”这种名词。所以我们渐渐养成，只要在心理上帮爸爸留一个位置，他在不在，对我们的生活没有任何影响。

但是，爸爸到底去哪儿了呢？

其实，纵使他们不在，也都在我们的记忆和想象里。虽然我们可能拥有一个鲜少出现在记忆里的父亲，但总是从年幼时就不断地想象与盼望着父亲：想象他的高大威猛，想象他在外披荆斩棘，想象他还是那个在生命最初对我们百般疼爱的父亲。

这是对父亲的渴望：爸爸不去哪儿，爸爸在我们的记忆里。

编织人际关系之网，疗愈父亲的缺席

在心理学中，“父亲”的角色是我们面对外界的桥梁。父性本身代表冒险、积极的特质，是鼓励我们向外冲撞的表征。缺乏父亲的引领，孩子面对未知世界常常存有害怕。

常常缺席的父亲，对子女最大的影响是：孩子容易对未知产生莫名的害怕（除非母亲兼代父职引领冒险的功能）。我们逐渐学习自己面对和处理未知，因此可能变得刚毅，要自己更坚强，其实心里还是对未来感到脆弱不安。

在我的生命中也是如此。因为童年缺乏父亲的带领，我变成了一个路痴，不敢自己开车上路（这点和母亲一样）。我对迷路充满恐惧，却又对旅行充满渴望。心里偷偷想象和愤怒：爸爸怎么老爱自己跑出去玩，不带我去！

直到有一天，一位心理治疗的同行告诉我大蜘蛛的故事，我对于“冒险”这个议题，终于有了新的感悟。

很多人都害怕大蜘蛛，但如果我们仔细观察就会发现：蜘蛛其实很脆弱。当一只蜘蛛被人轻拂到草丛边的树上，它会从嘴里吐出第一缕丝，丝随着风飘扬，避开干扰，落到一个定点上，形成与蜘蛛身上的第一个联结；接着它又吐出另一缕丝，又形成一个新的联结。蜘蛛不断地吐丝，是为了让丝落在更多的定点上，定点越多，才会形成一张越坚固的网，让蜘蛛可以安身立命，行走捕食。

蜘蛛精神告诉我们：当我们越是感受到父亲在成长中缺席的失落，越要学习对别人“吐丝”——努力创造与他人的联结，才能保有父亲角色存在的功能，不会因为过多的父亲缺席的遗憾而关上与他人互动的心门。

疗愈父亲缺席的心理管道，是编织人际关系之网，打从心里相信与他人之间的关系。虽然没有父亲带着我们去冒险，但还有朋友同行；虽然没有父亲带着我们去看这个世界，但我们还有伴侣一起去面对。

我们可以对未知不安，但不能停止对未来冒险。生命中绝对有人可以代替父亲，如此带领我们。

当缺席的父亲终于回家

面对缺席的父亲，我们还得有一个心理准备：如果这个缺席的父亲有一天突然回家了，怎么办？

许多父亲在年轻时缺席，等到年老之后，却突然回家了。只是等到他真正返家时，我们才赫然发现，童年时心里老盼望着的高大身影，已经不似记忆般威武雄壮。

时间可以改变一切，也可以让我们对父亲的想象幻灭。

幻灭里有新的悲伤，以及没有互相承载过悲伤岁月的疏离，夹杂着对父亲缺席的埋怨，让我们对人生突然的转变感到莫名不解与生气。

当想象中的父亲终于回家时，我们宁愿他不曾回来，让他停留在想象世界里。那是我们成年后的别扭，掩盖了童年时期渴望父亲的真心。

谁知道，如果我们真的接受了回家的父亲，他有一天会不会又突然离去？

请想想小时候那个真实坦率、渴望父爱的自己，问问内心最深处的声音：当缺席的父亲回来时，我们真正的心愿是什么？

倾听并相信自己真实的心灵，让它引导我们与父亲的良性互动。

不同调的“颠倒父亲”

男孩生活在
一个充满竞争的世界里，
即使是父子之间。

时下的结婚喜宴流行播放新郎、新娘从小到大的成长历程。影片一开头，总有新人的婴幼儿照，然后写着对新人父母感谢的话，最后新人和父母一同上台，母亲和新娘大多是先眼眶泛泪的人，父亲在台上的表现大致有两种：一是站着沉默不语，一是在台上慷慨激昂，而说的内容大多是一种“青出于蓝，胜于蓝”的骄傲。

每每在喜宴上，新郎与父亲之间的互动，常常透露出一些相当微妙的含义：多话的父亲大多有一个不太说话的新郎儿子，而看起来开朗优秀的新郎则有一个老实沉默的父亲。这是存于父子之间“优秀与平凡”的议题：当优秀的父亲生了个平庸的孩子，或是平庸的父亲养出一个优秀的孩子，会是怎样的心情？

放下“青出于蓝”的迷思：优秀父亲与平凡儿子

在某电视节目的拍摄现场，热热闹闹地来了几对成年的亲子档，他们是“优秀爸妈和平凡孩子”的组合。我们讨论的主题是：生于优秀父母的家庭中，资质平庸的孩子的辛酸。

坐在我身旁沙发上的一对父子档是Kuo与他的父亲。父亲数度提起对儿子能够“青出于蓝，胜于蓝”的期待。“但他当年的表现，真是和我预期的差太远了。”父亲说。看起来随性不羁的Kuo在旁边大笑着。

父亲其实对此感到非常挫折，心想，身为训导主任，应该不会是个“智商太低的笨蛋”，但生出的儿子怎么会不如自己的期望？究竟是孩子不认真，还是管教方法有问题？在这样的困惑下，每次只要提到学业成绩，父子就会产生一次又一次激烈的冲突。久而久之，父子之间形同陌路。

有一天，父亲忍无可忍去请教同事，对方是学校的辅导主任。

辅导主任说：“每个孩子都有自己的聪明才智，你这个孩子刚好就不是你心中想要的那种。如果他的生活方式不违反社会规范，我想你做父亲的要网开一面。”

父亲这样“被辅导”后，即使万分挣扎，却也开始试着降低对儿子的标准：这次考40分，那么下次就请你考42分吧！

看到父亲有如此大的转变，Kuo终于感受到：平时严肃、打骂管教的父亲，原来心里还是爱着这样“不够优秀”的自己。

感受到父亲不苟言笑下的爱，Kuo的心灵自然也开始产生空间，去寻找自己的喜好。最后，终于在荧幕前找到自己发光的舞台。

面对“他是我爸爸”的现实：教授儿子与木工父亲

另一对父子档是我的好朋友，大学教授Chuang和他的父亲。我和Chuang曾经在一个节目中对谈，当时谈论的是有关原生家庭的问题，没想到Chuang神来一笔，说出他和父亲的故事。

Chuang从小到大成绩很好，可是他一直不想让别人知道父亲是一个工人。后来，Chuang成为某个学校的副校长。有一天，学校老师们在考虑把一些创意和概念融进课程当中，于是想把学校粉刷成不同的颜色。讨论到这儿时，突然有个老师举手：“可是，我们当中有人会粉刷吗？”大家摇摇头对看。

此时，Chuang缓缓地说：“我爸爸会粉刷，我请他来帮忙。”

于是，Chuang问父亲愿不愿意来帮忙。

Chuang说，他永远记得那一天，父亲骑着摩托车，载着所有的油漆工具，风尘仆仆赶来学校教大家粉刷。以前，Chuang总觉得父亲很高大，可是那一天，他才注意到父亲好像变得很瘦小。

那一天，Chuang终于有机会告诉大家：我就是工人养大的孩子。那一刻，他在所有老师和学生面前，和父亲站在一起，他想给学校里的孩子们一种示范：不管我们的父母是什么样的人、什么样的背景，他们就是把我们带到这个世界上的人。

不同处境的Kuo和Chuang，两种故事带给我一样的感动。两对原本生活完全不同调的父子，终于在时间的磨合中接近了彼此。

列出对父亲不满的清单，探究难以承担的挫折感

我因为工作关系，接触过许多大学生及成年人。这些人的家庭背景形形色色，优秀和平凡的父亲都有：有的父亲出生于医生世家，有的父亲经商失败，有的父亲欠债逃跑。比起一般能力相称、互相欣赏的父子，当父亲与孩子之间出现“优秀与平凡”两种心理上的极端状态时，孩子要么觉得高攀不上父亲，要么觉得父亲很丢脸。大部分的人都可以找出各式各样的理由，列出一张“对父亲不

满的清单”：

· 我爸爸年纪很大才生我，每次来学校，人家都问那是不是我爷爷。

· 我爸爸是清洁工，身上带有垃圾的臭味，每次来学校接我，同学都会掩鼻而过。

· 我爸爸是乡下人，说话带很重的口音，每次来学校和老师讲话，我都让他不要带口音，可是他的普通话真的很难听，让我很丢脸。

· 我爸爸看起来像个痞子，穿西装、头上又抹油，自以为有多了不起。

· 我爸爸是训导主任，骂人很凶，在学校骂学生，回家骂小孩。

然而，这种对与自己不同调的父亲的嫌弃、不满、害羞、丢脸的心情，不见得真的是因父亲而生，而可能来自我们在求学过程中与同辈的相处竞争，或在家庭中求生存的挫折感。

比如说，在学生时代成绩很好的同学，常常会被老师指派去参加各种比赛，这是一种潜在的心理效应：当我们看到某个人美好的部分时，会自然想象他其他部分也如此美好，即心理学研究的“月晕效应”——以偏概全、以全概偏。也可以说是一种理想化的心理动力：当我们拥有美好时，自然希望美好能持续，或者其他部分也能配得上这种美好。

以此类推，倘若我们在学校里是相对较优秀的孩子，其他同学就会想象我们的父亲一定也如此优秀，别人也会理所当然地期待我们好好发挥优秀的基因。倘若事实不是如此，我们和父亲活在优秀与平凡的不同调里，就可能产生某些想象：同学会交头接耳地嘲笑我吗？亲朋好友会在茶余饭后嘲讽我吗？

不同调的父亲与孩子，逐渐因为莫名的想象产生难以跨越的鸿沟。于是开始有了这些想法和行为：

“我爸爸不够体面，还是别让他出现吧！”如果要出现，就要弄得很体面，“老爸，你不要穿那条脏裤子……”

“我的成绩不好，还是少参加我爸爸的聚会吧！”如果要出现，“还是低头不要讲话，以免老爸丢脸……”

这是一种出自青春期的内在挫折感，因为我们还没有成熟到足以承担这些感受，就把这些负面的感觉投射在家庭中距离最远的父亲身上去了。

要留在青春期当小屁孩，还是要长大？

年少时期的我们，和同辈互相造就了彼此的不懂事，也造就了无数脱口而出、伤害父亲的话语。直到赫然觉醒，有些话已收不回来，有些关系已经疏离。因为心里承担了“这样很不孝”的罪恶感，就变得没有脸也低不下头好好去处理与父亲之间的关系（比起母亲，向父亲道歉更加困难）。

其实，父母哪会真的和我们计较呢？他们可能会对那些过去念念不忘，但他们真正在意的却总是孩子的心还会不会回到自己身边。反倒是曾经年少不羁的我们，在犯错之后，没有勇气笑谈那些不堪的往事罢了！但这种缺乏勇气的软弱其实并不值得，因为那表示我们还没有真正长大。

不管我们在外面是带多大团队的主管、拥有多么受人景仰的职业，如果我们回家，还没有勇气面对自己曾经的不堪、不孝，那表示我们还没真正成熟长大，我们还是当年那个在潜意识里和父亲竞争的小屁孩罢了。

看看Kuo和Chuang，原来承认自己对父亲真实的心，其实不那么可怕。

退化的“孩子气父亲”

唯有面对我们最亲近的人时，
我们才会放心当个最讨人厌的小孩。

父母年迈的成年人可能都有一个类似的烦恼：怎么父母年纪越来越大，个性却变得越来越固执，像小孩一样爱闹脾气呢？

这种现象发生在父亲身上时，尤其令人感到困扰。我们年幼时就已经不习惯跟父亲谈心了，等他们老了，反而要忍受他们的怪脾气？

这是返老还童，老人退化成“孩子气父亲”。

当父亲退回“孩子的位置”，先别急着批判

不管年龄多大，我们和父母相处的时候，常常不自觉退回“孩子的位置”。我们的父母在和他们的父母相处时，也会不自觉地退回“孩子的位置”。

只是许多时候，因为种种理由，父母和他们父母的相处时间不如与我们相处的多，所以，这种“孩子的位置”居然常常在与身为子女的我们相处时冒了出来。当这种现象发生在形象威严的父亲身上时，最令我们无法想象。

先问问自己：真能接受父亲和我相处时，退回到“孩子的位置”吗？大部分人很难接受。这使得我们在父亲耍孩子脾气的时候，仿佛强迫倾向发作般，要踏入那个批判父亲的“老祖父母的位置”。

有一天，我和一个很好的朋友商谈公事。

朋友是个工作非常认真的人，但那天，我想她是憋不住了，公事谈到最后，她用一种非常忍耐又无奈的表情问我：“我爸给我抓了一只野生的鸟，然后自己动手做了一个笼子，把那只鸟关在家里。我跟他说，这种鸟不能关在家里，会死的。他不听，结果鸟真的死了。我昨天回家看到那只鸟死了，现在我还要去超度那只鸟！你说，我到底该拿我爸怎么办？”

相信我，各种该问的问题我都问了：

“那给他找一只可以养在家里的鸟怎么样？”

“他不会要的！”

“那你直接把鸟放走！”

“他不放啊！我不敢放啊！”

后来我跟朋友说：“我觉得你爸爸是在建构自己的地盘吧！那只鸟搞不好是他心里觉得唯一关得住、管得住的。”

朋友顿时沉默了几秒钟，对我说：“他觉得他和我住是寄人篱下。”

这个70岁的父亲，遇上了成年有能力的女儿——外在形象，他是父亲；心理形象，却是女儿在照顾他。

对每个父亲来说，自己曾经是孩子的避风港，岁月却渐渐剥夺了他们对人生战场的控制权。人进入一定年纪后，伴随身心功能的退化，内心的脆弱仿佛回到孩童时期。无奈，父亲的父母可能已经不在了，于是这种挫败的脆弱只好落在自己孩子身上，让他们承受！

这种时候，父亲与我们的位置转换，变成一种“亲子倒转现象”。

对父亲而言，“亲子倒转现象”并不好受，这是一种无能的脆弱、不能再给予的挫败，让他们变得矛盾难懂、喜怒无常。内心之暴烈，如同三岁小孩，有些是不知如何说，有些是无法觉察，有些是就算自己懂也羞于说出口……于是，羞辱已经成年的孩子，扰乱他们平静的生活或闭门独居……所有令我们心烦的事都有可能发生。

对我们来说，“亲子倒转现象”也是一种很难习惯的尴尬。不知从何时开始，自己所崇拜的父亲变得固执、不通人情，变得令人难堪、难以伺候！原本在外遭遇不如意，父亲是家庭中最坚强的避风港，曾几何时，这个避风港却变得跟小孩一样。我们的压力已经够大了，他还要逼得我们使出多余的力气去照顾！

回到父母心里的小孩立场来思考

让我们先试着回到父亲心里的小孩立场来思考这个问题。

我们都知道，三岁小孩的情绪起伏本来就很大，很多行为都令人感到头痛，尤其在最亲近的父母面前，那种放肆程度很难令人不抓狂！但心理学告诉我们：婴幼儿时期的小孩，对越亲近的人往往越放肆、越无礼。

这是不是和父亲与我们相处时的行为相似呢？在邻居外人面前，他们是好好先生、温和有礼；在我们面前，却喜怒无常、令人难以捉摸（先不要急着否认这一点，父亲对我们和对别人肯定是有差异的，只是我们还没发现而已）。

同理可证，当父亲的个性越来越像孩子，那越来越古怪的脾气背后可能正好反映了：在这世界上，我们是他最亲近、最疼爱的人。在他们心里，可能只剩下这么个可以亲近的人，能容许他如此放肆撒野。欺负最亲近的人、误解最亲近的人，可能反映出他们心里的害怕：没有这些最亲爱的人，我真的不知道要怎么生活了。

这是一种对于依赖感的矛盾与恐慌的心理历程。我们对依赖都有一种“又爱又恨”的感觉，想和别人亲近，又害怕自己只想赖定一个人！

害怕的小孩最需要被理解和包容

如同我们自己害怕时需要“被理解”和“被包容”，当父亲的心理退化成孩子的时候，倘若遇到我们“指责”“教导”的反应，便容易以“叛逆小孩”的行为模式加以反击；倘若遇到我们“包容”“理解”的反应，则比较容易出现“自由小孩”的行为模式。

叛逆小孩，为反对而捣蛋；自由小孩，虽然退化却自在快乐。如果父亲一定要返老还童，你希望他成为哪一种小孩？

所以，面对父亲的孩子气，摆出一副比父母更像父母的批判姿态是没有用的。这不只是因为父亲无法接受（别忘了，父亲年轻时可能不善表达情感，他们的自尊往往比天还高），还因为当我们对他的孩子气发脾气时，可能也忽略了自己心底隐藏的失落感：我们不忍看到父亲的孩子气，是因为这会让我们想到父亲的老化，如同逐渐陨落的星光。

父亲老了，其实我们比谁都失落……

所以，我们总要温柔地学习用一种不经意的方式，让逐渐老化的父亲愿意停下来休息。

动作轻一点，因为他们真的老了。

声音轻一点，因为他们真的老了。

让父亲感受到被尊重，其实是让我们自己保有尊严。

像养育孩子一般，温柔地对待我们的父亲。

因为当父亲的孩子气现象出现，就表示他正在走人生的最后一程了。而我们都不知道，尽头的那一天，究竟会落在哪里？

后记

珍惜有限的小孩时光

几年前，我96岁高龄的老奶奶过世了。

成员枝繁叶茂的庞大家族决定用红灯笼取代白灯笼，不以哀伤的方式送走奶奶，而是以一种欢喜的心情，祝福她的寿终正寝。当然，葬礼上，我们儿孙们还是忍不住落泪。我那身为媳妇的母亲，居然比奶奶的女儿们还哭得伤心。

“你妈是怎么了？”一位亲戚不解地问，“哪有媳妇比女儿还难过的？”

亲戚会这么问是有道理的。奶奶临终前几年，疾病缠身，需要旁人喂食、擦澡洗发，我的母亲正是主要的照料者之一。许多人认为，这不只是奶奶的解脱，也是旁边几位照顾者的解脱。更何况，母亲刚嫁给父亲时，婆婆待她十分严格（请容我以女儿与孙女的心情说出这句话）。

于是，我忍不住收起眼泪，上前关心母亲。我问她为什么如此难过，奶奶过世了，以后她要去哪里玩不就自由了吗？

“我也以为如此。”母亲说，“但是30多年了，什么恩怨、什么麻烦，都比不过长时间相处的感情。更何况，你奶奶过世了，我和你爸就真正成为孤儿了。”

母亲的一席话深深打动我，不论恩怨、不谈好坏，这是人与人之间的联结，是孩子与父母之间的情感。母亲的“孤儿论”又让我忍不住紧握她的手，如果有一天我们会成为孤儿，怎能不好好把握现在有限的小孩时光呢？如果有一天连我们自己的生命都会消失，又怎能不好好把握现有的回忆呢？

如果有一天，我们连对父母的记忆都没有了，那会是一种相当可怕的空虚吧！

也许是这样的心情，让我察觉到自己内心深藏着与父母相处的时间逐渐消逝的恐惧。在写这本书的过程中，我像是重新经历自己的人生，陪伴内在的自己，从幼年无助的彷徨中重新探索。当泪珠不断在书写中涌现的同时，心灵却像被洗涤过，让一切内在的渴求更加清晰。

我开始逐步增加与父母相处的时间，不再以“距离也是一种美感”的借口，来让真实的感受隐藏在制式的笑容下。我学习站在关系核心，体会每一回“被父母惹毛”背后的意义。于是，我逐渐看到自己——一个躲在叛逆的迷雾中，受伤却还是如此渴望爱的自己。

在这本书的最后，尽管心头纠结着千头万绪，我却想仰天大喊：

原来，不管是好的、坏的、生气的、哀伤的、令人崇拜的、令人感动的、无理取闹的或是缺乏逻辑的，都是我如此爱着的父母。

原来，血脉不只是细胞里的印记，也是呼唤我们贴近真实自己的记忆。

这是一本未完的故事。我们与父母和解的未来，我们与内在自己和解的未来，请你继续接手写下去……

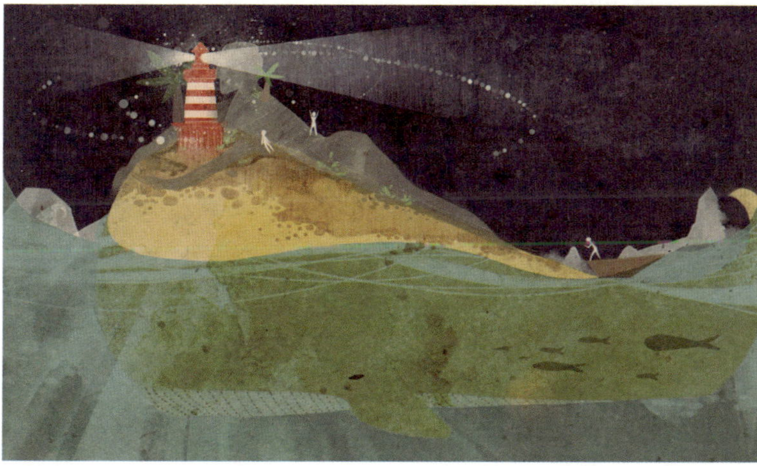

你可能不知道，其实我心里一直有这一幕。
有你有我，你微笑对着我的一幕。
每当我孤单在外，哀伤忧愁，
这一幕是我心里永远的寄托——
即使我早以为自己忘记，
早以为自己已不在乎。
心里依旧记着的，
仍然是你的手，你的发，你的脸……
依旧怀念的，
是那个有你、有我、有笑容的家。

许皓宜

图书在版编目（CIP）数据

与父母和解 / 许皓宜著. -- 北京 : 九州出版社,
2016.11

ISBN 978-7-5108-4846-9

Ⅰ. ①与… Ⅱ. ①许… Ⅲ. ①心理健康 Ⅳ.
①R395.6

中国版本图书馆CIP数据核字（2016）第303923号

版权合同登记号 图字：01-2017-0347

与父母和解

作　　者	许皓宜　著
出版发行	九州出版社
地　　址	北京市西城区阜外大街甲35号(100037)
发行电话	(010)68992190/3/5/6
网　　址	www.jiuzhoupress.com
电子信箱	jiuzhou@jiuzhoupress.com
印　　刷	北京市雅迪彩色印刷有限公司
开　　本	787毫米×1092毫米　　32开
印　　张	7.25
字　　数	128千字
版　　次	2017年4月第1版
印　　次	2017年4月第1次印刷
书　　号	ISBN 978-7-5108-4846-9
定　　价	39.00元